秀威
文哲叢書

韓晗主編

中國近代疾病社會史

張大慶　著

秀威資訊・台北

「秀威文哲叢書」總序

　　自秦漢以來，與世界接觸最緊密、聯繫最頻繁的中國學術非當下莫屬，這是全球化與現代性語境下的必然選擇，也是學術史界的共識。一批優秀的中國學人不斷在世界學界發出自己的聲音，促進了世界學術的發展與變革。就這些從理論話語、實證研究與歷史典籍出發的學術成果而言，一方面反映了當代中國學人對於先前中國學術思想與方法的繼承與發展，既是對「五四」以來學術傳統的精神賡續，也是對傳統中國學術的批判吸收；另一方面則反映了當代中國學人借鑒、參與世界學術建設的努力。因此，我們既要正視海外學術給當代中國學界的壓力，也必須認可其為當代中國學人所賦予的靈感。

　　這裡所說的「當代中國學人」，既包括居住於中國大陸的學者，也包括臺灣、香港的學人，更包括客居海外的華裔學者。他們的共同性在於：從未放棄對中國問題的關注，並致力於提升華人（或漢語）學術研究的層次。他們既有開闊的西學視野，亦有扎實的國學基礎。這種承前啟後的時代共性，為當代中國學術的發展提供了堅實的動力。

　　「秀威文哲叢書」反映了一批最優秀的當代中國學人在文化、哲學層面的重要思考與艱辛探索，反映了大變革時期當代中國學人的歷史責任感與文化選擇。其中既有前輩學者的皓首之作，也有學界新人的新銳之筆。作為主編，我熱情地向世界各地關心中國學術尤其是中國人文與社會科學發展的人士推薦這些著述。儘管這套書的出版只是一個初步的嘗試，但我相信，它必然會成為展示當代中國學術的一個不可或缺的窗口。

韓晗

2013 年秋於中國科學院

致　謝

　　本書首先應當感謝「中國科學院知識創新工程——中國近現代科學技術發展歷程的綜合研究」項目的資助，該項目的首席科學家張柏春先生、王揚宗先生對本書的寫作給予了大力的支持。中國科學院自然科學史研究所的廖育群先生、中國社會科學院歷史研究所的定宜莊先生閱讀過本書原稿並提出了建設性的批評意見，南京醫科大學的張慰豐教授為本書的撰寫提供了豐富的資料，在此特致謝意。我的研究生顏宜葳、張斌、劉燕參與了本書部分章節的撰寫，特別是顏宜葳女士為本書的統稿花費了許多精力，特此深表感激。

目　次

導論

　　疾病對人類生活的影響是多維度的。疾病既可被認作為一種單純的生物學事件，導致個體的軀體損傷和疼痛，也可被視為複合的心身事件，給病人添加軀體和精神上的痛楚，還可作為複雜的社會性事件，小到影響家族的繁衍，大至改變人類文明的進程。然而，在相當長的時間裡，歷史學研究不甚關心疾病對人類社會的影響，醫學史研究的疾病史研究也只是專注疾病認識、診斷和治療的進步，而忽略了疾病的社會文化價值。二十世紀中期以後，有少數醫史學家開始轉向醫學社會史、疾病文化史研究，強調醫學史與疾病史研究中的社會意義和文化價值。二十世紀七〇年代，在法國年鑑學派（Annales）等新編史學理論的影響下，對健康、疾病和醫學的社會文化史研究成為西方醫史學界關注的焦點，與此同時，歷史學家們也開始涉足疾病的社會文化史研究。目前，疾病社會史研究已成為國際醫史學研究的熱點問題之一，但中國在該領域的研究尚比較薄弱，因此開展疾病的社會史研究具有重要的學術意義。

第一節　疾病社會史研究概述

一、疾病史與疾病社會史

1、疾病史的研究傳統

　　疾病史是一門古老的學問。在診斷治療技術尚未發達的古代社會，從前人的經驗和歷史的記錄中學習醫學是最有效的途徑之一。因此，

醫生們為探討疾病的原因、尋找防治疾病的方法而研究疾病的歷史。古希臘醫生希波克拉底（Hippocrates，西元前 460-377）的《論古代疾病》被認為是西方最早的疾病史研究文獻，漢代醫生淳于意的《診籍》則是中國早期疾病史研究的重要史籍。然而，這些實用意義上的疾病史研究關注的是疾病本身的自然史過程或對疾病自然史的干預過程，與現代的疾病史研究基本上屬於兩種不同的研究範式。

學術意義上的疾病史研究始於十九世紀下半葉。1864 年，德國醫學家和醫史學家赫爾希（A. Hirsch, 1817-1894）出版了兩卷本的《地理和歷史病理學手冊》（*Handbuch der historisch-geographischen Pathologie*）。作者按時間和地域詳細地論述了各種疾病的歷史和地理學分布。1886 年，該書被譯成英語，成為疾病史研究的經典之作。二十世紀以後，疾病史研究日趨繁榮，出現了許多重要的研究著作，如秦瑟（H. Zinsser）的《耗子、蝨子與歷史》（*Rats, Lice and History*, 1935），卡特萊特（F. Cartwright）的《疾病與歷史》（*Disease and History*, 1972）以及麥基翁（T. McKeown）的《人類疾病的起源》（*The Origins of Human Disease*, 1988）等。當代西方疾病史研究的代表性著作是基普勒（K. Kiple）主編的《劍橋世界人類疾病史》（*The Cambridge World History of Human Disease*），該書考察了東西方的醫學源流中不同的疾病觀念，現代醫學發展下疾病觀念的變化，世界不同地區疾病的分布和主要特點以及疾病地理學，詳細論述了從天花、鼠疫，到埃博拉病、愛滋病等一百五十八種人類的主要疾病，以及有關這些疾病發生、認識的歷史。[1]

現代疾病史也顯現出更豐富的研究取向：除疾病自然史之外，疾病觀念史、疾病社會史以及疾病文化史的研究日益受到重視。

疾病自然史是歷來醫學家和醫史學家所關注的中心問題，涉及到疾病的原因、進程及其與地理、氣候等自然環境變化之間的關係。如阿克萊特（E. Ackerknecht）的《最重要疾病的歷史與地理學》（*History and*

---

[1] K. Kiple, *The Cambridge Word History of Human Disease*, Cambridge: Cambridge University Press, 1993.

Geography of the Most Important Diseases, 1965）和伯內特（M. Burnet）的《感染性疾病的自然史》（*Natural History of Infectious Disease*, 1962）等。

疾病觀念史主要探討人類歷史上不同時代、不同地區、不同文化對疾病認識的演化歷程。特姆金（O. Temkin）的《癲癇》（*The Falling Sickness*）不僅討論了癲癇病的流行病學和臨床診斷治療的歷史，而且梳理了有關癲癇病觀念的演變，通過癲癇去解釋古代、中世紀和文藝復興時期健康和疾病的概念。科勒曼（W. Coleman）在《北方的黃熱病》中，通過研究十九世紀的三次黃熱病流行，探討了當時關於傳染與非傳染的概念、流行病思想的變化以及這些概念如何用於解釋疾病的。梅傑（R. Major）的《疾病的經典描述》（*Classic Descriptions of Disease*）考察了從古希臘到二十世紀人類對傳染病、代謝病、鉛中毒、循環系統病、血液病、腎臟病、呼吸系統病、營養缺乏病、變態反應病和消化系統病等十類近百種疾病的認識過程。[2]溫斯勞（C. Winslow）的《征服流行病：觀念史的一章》（*The Conquest of Epidemic Disease: A Chapter in the History of Ideas*），論述了人類對流行病的認識，從神靈世界、上帝的懲罰、自然哲學的疾病觀，到傳染概念的萌生，對瘟疫認識的深入以及細菌理論的建立的演化史。[3]卡普蘭（A. Caplan）等在《健康與疾病的概念》（*Concepts of Health and Disease*）中通過比較西登漢姆《醫學觀察》的前言、莫爾幹尼《疾病的原因與位置》的序言、比沙《病理解剖學》的緒論、伯爾納的《實驗醫學研究導論》、微爾嘯《細胞病理學》中的主要論斷以及坎農在《軀體的智慧》中關於生物學和社會穩態的思想，考察了疾病概念的歷史演變。[4]

相比起疾病自然史和疾病觀念史，疾病社會史是一個新興研究領域。二十世紀四〇年代，美國醫史學家西格里斯（H. Sigerist）、羅森（G.

---

[2] R. Major, *Classic Descriptions of Disease*, Charles C Thomas, Publisher, 1945.

[3] C. Winslow, *The Conquest of Epidemic Disease: A Chapter in the History of Ideas*, Princeton Univ. Press, 1944

[4] A. Caplan, H. Engelhardt, J. McCartney, ed., *Concepts of Health and Disease*, Addison-Wesley Publishing Company, 1981, 143-208.

Rosen)等人呼籲關注疾病的社會史研究，但反響不大。六〇年代以後，以羅森伯格（C. Rosenberg）《霍亂年代》的出版為標誌，疾病社會史研究進入了繁榮時期（詳見下文）。此外，還有從考古學的角度對疾病史進行研究，[5] 疾病的地區史和國別史研究等。[6]

中國近代的疾病史研究開始於二十世紀初。由於當時危害嚴重的疾病主要是傳染病、寄生蟲病，學者們也十分重視傳染病、寄生蟲病的歷史研究，在早期的疾病史研究中佔有相當比重（見下表）。例如，陳援庵在《醫學衛生報》上發表的「肺癆病傳染之古說」（1909），李祥麟於在《中西醫學報》上發表的〈鼠疫之歷史〉（1910），黃勝白在《同德醫學》上發表的〈霍亂的歷史〉（1921）、伯力士在《東北防疫處報告》中撰寫的「主要傳染病流行於中國的歷史」（1931）、李濤在《中華醫學雜誌》上發表的〈中國瘧疾考〉（1932）、宋大仁在《醫史雜誌》上發表的〈中國古代人體寄生蟲病史〉（1948）等。皮膚性病史（其中主要為性傳染病與麻風病）和營養缺乏病史的研究也占一定的比例，而其他疾病史的研究只是零星點綴，此外，還有余雲岫等關於病名史的研究。

近代有關疾病史的論著，最早可以追溯到陳邦賢的《中國醫學史》（1919），該書設有疾病史專篇，分為傳染病史、呼吸器病史、消化器病史、心臟腎臟新陳代謝病史、泌尿器病史和神經系病史等六章，簡要地討論了三十五種疾病的名稱、診斷以及治療的歷史演變，其中傳染病為十八種，佔據內容的一半以上。王吉民、伍連德的《中國醫史》（1932）雖然沒有專門的疾病史章節，但對近代流行的主要疾病如天花、鼠疫、霍亂等均有較詳實的記載，伍氏作為中國近代醫學生活中的重要人物，曾領導過鼠疫防治、海港檢疫等工作書中保存了許多重要史料。

---

[5] Charlotte Roberts, Keith Manchester. *The Archaeology of Disease,* Cornell University Press,1997.

[6] Gerald N.Grob, *The Deadly Truth: A History of Disease in America*, Cambridge: Harvard Univ. Press, 2002.

二十世紀五〇年代以前疾病史研究概況[7]

	傳染病	寄生蟲病	營養缺乏病	皮膚性病	外科病	婦科病	其他疾病
論文	77	16	10	27	7	8	20
百分比	46.7	9.7	6.1	16.4	4.2	4.8	12.1

　　二十世紀五〇至六〇年代中期，中國的疾病史研究頗為活躍，研究的疾病依然以傳染病、寄生蟲病為重點，內容則以發掘祖國醫學遺產為核心。六〇年代中期至七〇年代末的疾病史研究基本上是政治重於學術。八〇年代以後，疾病史研究顯現出新的發展勢頭，尤其是部分學者開始從疾病認識與治療史、病名考證擴展到疾病社會史與文化史領域。[8]此期出版的兩部疾病史著作，陳勝昆的《中國疾病史》（臺北，自然科學文化事業公司，1981）和範行准的《中國病史新義》（中國中醫古籍出版社，1989）被認為是「最值得注目的」。[9]靳士英在「疾病史研究六十年」中回顧了疾病史研究在中國的歷史並指出，從《中華醫史雜誌》上發表的論文上看，疾病史在醫學史研究中所占比例不足百分之十，但在其他論文和專著中包含的疾病史研究並不罕見。[10]1994 年中華醫史學會在重慶召開主題為疾病史的學術會議，對促進國內的疾病史研究起到了積極作用。除大陸外，香港和臺灣地區的疾病史研究也值得關注。港臺地區的「生命醫療史」研究基本上等同於醫學史研究，不過從事研究的學者基本來自歷史學界，因此，他們更多地從疾病的社會文化維度切入，如臺灣中央研究院歷史與語言研究所設立了「生命醫療史」小組，2000 年 6 月在臺北舉行了「疾病的歷史」學術討論會，對推動海峽兩岸的疾病史研究有積極影響。但總體上看，目前中國醫史學界的疾病史研究基本上仍集中傳統的疾病史研究領域，

---

[7]　根據中國中醫研究院中國醫史文獻所編《醫學史論文資料索引》（1903-1978）收錄的論文統計。

[8]　張志斌，〈古代疫病流行的諸種初探〉，《中華醫史雜誌》第 1 期（1990）；張大慶〈愛滋病：從疾病史到社會史〉，《自然辯證法通訊》（1995），17（1）。

[9]　參見余新忠，《清代江南的瘟疫與社會》（北京：中國人民大學出版社，2003），頁 25-26。

[10]　靳士英，〈疾病史研究六十年〉，《中華醫史雜誌》（1996），26（3）。

如對古代疾病病名的考證，疾病的流行病學史，診斷、治療與預防成就的評述等，僅有少數論文涉及到疾病社會史、文化史。[11]

國外學者對中國疾病史也有較深入的研究。耶魯大學醫學史與科學史系的司馬斯（W. Summers）在〈1830-1911年間中西醫學的一致性：天花、鼠疫和霍亂〉中，比較了中西方對待幾種傳染病——霍亂、天花和鼠疫的防治的觀點，指出在抗生素和體液療法發明之前，中西方對傳染病的治療上沒有根本上的區別，甚者在許多方面還存在著一致之處。[12]

2.疾病社會史的興起與發展

近幾十年來，西方的醫學編史學（historiography of medicine）有了極大的發展，無論是在醫學史理論方面，還是在研究方法上都有所創新，研究領域也不斷拓寬，不僅推動了醫學史研究的深入，也有助於人們全方位、多維度地審視醫學及其與社會文化的互動關係。

在相當長的時期裡，醫學史被一種簡單的實證主義統治著。偉大的醫生、醫學知識的進步、疾病診斷治療技術的發展一直是醫學史和疾病史研究的主旋律，因此被稱為醫學的「輝格」史（Whiggish history）。有學者認為這種醫學史是「由醫生為醫生所寫的關於醫生的事」（by doctors about doctors for doctors）。[13]的確，早期的醫學史和疾病史通常由從事醫療工作的醫生所寫。從古代至二十世紀初，在醫療手段局限的情境下，醫生們通過疾病史研究來瞭解疾病流行的特點以及先輩的經驗，從中獲得啟迪。隨著醫學科學的進步，疾病史研究對醫生們理解疾病機制，提高診斷治療水準不再具有決定性的影響，疾病史研究的臨床實用價值逐漸降低。

---

[11] 從 1988 至 2002 年《中華醫史雜誌》所刊登的有關疾病史的五十三篇論文中，僅有二篇探討疾病與社會文化史的內容。

[12] W. Summers, *Congruence in Chinese and Western medicine from 1830-1911: smallpox, plague and cholera. Yale Journal of Biology and Medicine*, 1994, (67)。

[13] R. Porter, et al. *Problems and Methods in the History of Medicine*. London: Croom Helm, 1987, p1.

在另一方面，醫史學家對醫學史和疾病史的問題和前景有了更深入的認識。羅森提出醫學史應該從簡單的人物評價和史實敘述轉向更廣泛地研究人類的健康與疾病。他指出：「視角的改變常常揭示出事物的新的一面，醫學史就是如此。通過以醫學的社會特徵作為出發點，醫學史成為了人類社會的歷史，成為了人類社會為處理健康與疾病問題所付出的各種努力的歷史。」[14]美國醫史學家西格里斯（H. Sigerist，1891-1957）是最早關注醫學社會史研究的學者之一。他強調需要從更廣泛的觀點解釋醫學的過去，致力於「用一般文化做畫布，在那上面畫出醫學的全景來。」[15]在二十世紀四〇年代出版的《人與醫學》一書中，他不僅講述了醫學知識的進步、疾病觀念的變化和診斷、治療技術的發展，而且強調了疾病觀念的社會文化影響和社會對病人態度的變遷。在他的最後一部著作《衛生史的里程碑》的前言中，他寫道：「有人說我對人類環境描述太多，但我們已經明瞭個體遺傳和社會環境對疾病都有著重要影響。還有人認為我從病人而不是醫生的角度探尋醫學史，我認為這是對我的讚美，因為病人或者健康和疾病的人是所有醫生活動的目標。」[16]

二十世紀七〇年代以後，西方編史學理論對醫學史與疾病史研究產生了重大影響。克拉克（E. Clarke）呼籲醫學史應從傳記和敘述的奴役下解脫出來，開展醫學社會史、制度史和觀念史的研究。法國年鑑學派的編史學綱領強調醫學史研究應將健康、疾病和醫學與當時的社會與文化聯繫起來。法國哲學家福柯（M. Foucault）關於「知識／權力」（savoir／pouvoir）的分析，揭示了傳統上被認為是進步的醫療干預的增加，可能潛在著消極因素。他關於知識社會學的論述，指出了醫學科學也廣泛地接受了社會—政治的價值。英國醫史學家波特（R. Porter）十分重視從病人的角度研究醫學史。在這種背景下，一個新的研究領

---

[14] G. Rosen, People, disease and emotion: Some newer problems for research in medical history, *Bulletin of the History of Medicine*, 1967, p23.

[15] H. Sigerist，《人與醫學》（上海：商務印書館，1936），頁1。

[16] H. Sigerist，*Landmarks in the History of Hygiene*, Oxford: Oxford University Press, 1956, p7.

域——醫學社會史凸顯出來。醫學社會史將醫生、病人以及社會經濟等均納入其研究視野，更多以問題為導向，開展跨學科研究，經濟發展、現代化、工業化及其與人類健康和疾病的廣泛關係是形成這種跨學科研究的基礎。

醫學社會史是從過去以研究「偉大的醫生」為主導的傳統向研究醫學活動中的醫生和病人及其境遇的轉變；是從記錄醫學的勝利向探討醫學中尚存在的問題的轉變；是從考察疾病認識的歷史進程向探討疾病複雜的社會影響的轉變。現代醫學史的研究不僅關注醫學理論和技術方面，更多地注意到人們對於健康和疾病的理解，病人對醫學的信賴程度以及對醫生的態度，衛生保健制度及公共衛生等方面。醫學史研究的問題也顯示出多維性：如疾病史研究不僅探討疾病理論、防治的歷史，也注意到疾病所引起的個人和公眾的反應；婦女在衛生職業中的歷史以及婦女衛生保健性質的變化；科學在醫學職業化進程中的作用與醫學政策、制度的歷史；疾病史與人類學的關係等也日益受到研究者的重視。

與此同時，國際衛生史問題也日益引起醫史學家的重視，如殖民主義對第三世界國家醫學發展的影響、傳染病對世界各國及其對國際衛生政策的影響、國際衛生組織的作用等新的研究領域正在出現。隨著國際交往的日益頻繁，不同文化傳統關於健康、疾病觀念的差異受到了醫史學家的關注。他們的研究更加清楚地顯示了健康與疾病不僅只是生物學現象，而且更多的是社會和文化現象。

疾病史研究一直是醫學史研究中的一個重要領域。如前所述，目前的疾病史研究已大大超過了以往的範圍，疾病的社會文化史研究已成為國際醫學史研究的熱點問題之一。

在疾病的細菌理論建立之前，從臨床、流行病學、社會學以及地理學等方面對疾病史的研究十分豐富。這些前細菌理論時期的醫史著作旨在考察疾病的原因，以便為疾病的預防和治療提供幫助。隨著醫學技術的發展，疾病的原因和防治已不再迫切需要醫學史提出佐證，於是，疾病史的研究轉向敘述和分析疾病對人類情感的影響等超越生

物學的事件，轉向更加廣闊的人類疾病的社會結構。通過觀察、分析
作為文化結構中的一部分的疾病——病人，可以拓寬人類研究疾病原
因、變化及其影響的基礎。在西方，已有許多歷史學家從社會的、文
化的和經濟的觀點來研究疾病史，試圖勾勒出一幅人類對疾病反應的
全景圖。如羅森伯格研究十九世紀霍亂流行的《霍亂年代》(*The Cholera
Years*)，布蘭德（A. Brandt）關於梅毒史的著作《沒有魔彈》(*No Magic
Bullet : A Social History of Venereal Disease in the United States Since 1880*) 等。
這些研究更多是強調疾病對人類心理和社會的影響，強調不同社會團
體、不同階層的居民對待健康、疾病的態度及其與道德的關係，強調
醫學建制或衛生服務體系在疾病預防和控制中的重要地位。麥基翁
（T. McKeown）在推動人口史、生物學史、公共衛生史和疾病史的綜
合研究方面發揮了重要的作用。他將疾病、醫學和公共衛生問題與人
口統計學分析結合起來，關注人口出生率、死亡率模式的變化，關注
定居的、高度工業化的人群與游牧人群疾病的差異，並試圖解釋衛生
條件、營養狀況和生活習慣對於疾病的影響。[17]格梅克（M.Grmek）的
《古代希臘世界的疾病》(*Diseases in the Ancient Greek World*) 通過大量的
文獻資料和考古學發現，討論了古希臘時代的人口密度、營養狀況、
體重和身高以及壽命等與疾病的關係，並探討了古希臘時代的疾病生
態學思想。[18]

疾病社會史的興起，將疾病與醫學視為整個社會結構整體中的一部
分，將疾病看作病人—醫生—社會反應的複合體，拓寬了醫學史的視野，
有助於人類更加準確地把握疾病的社會意義。然而，在有些學者在研
究中似乎存在否定疾病的生物學基礎的傾向，這是疾病社會史研究中
應當警惕的。若完全否認疾病的生物學存在，那麼否定的就太多了。

---

[17] 參見 T. McKeown 的三部著作：*The Modern Rise of Population*, New York City: Academic Press,1976; *The Role of Medicine, Dream, Mirage or Nemesis?*, Princeton: Princeton University Press, 1979; *The Origins of Human Disease*, Oxford: Basil Blackwell,1988.

[18] M.Grmek, *Diseases in the Ancient Greek World*, Baltimore: Johns Hopkins University Press, 1989.

　　前已述及，中國醫史學界對疾病的社會史研究關注不多，歷史學界的研究也在起步階段。令人鼓舞的是，最近疾病社會史研究國內顯現出較好發展勢頭。如杜家驥在〈清代天花病之流傳、防治及其對皇族人口的影響〉中分析了清廷的朝覲制度對預防天花作用。[19]曹樹基等探討了明清時代鼠疫流行對社會的影響。[20]余新忠的《清代江南的瘟疫與社會》對瘟疫流行狀況、社會與政府的對策及其與中國近代化道路的關係，做了系統的探討。[21]

二、疾病社會史研究的主要問題

　　二十世紀下半葉以來，隨著疾病社會史和疾病文化史的興起與成長，醫史學家們不斷發掘新資源，提出新問題，應用新方法，開拓新領域，創立新學說，極大地豐富和深化了人們對疾病的本質與價值的認識。以問題為導向的疾病史研究是疾病社會史最具有影響的研究綱領，它以疾病在社會文化境遇中的演化來透視當下醫學領域的熱點問題，強調跨學科研究的重要性，極大地豐富了醫學史研究的內涵。疾病社會史研究的主要問題可簡要地概括為以下幾個方面：

1、疾病史的社會文化意義

　　考察特定社會文化境遇中的疾病問題，不僅有助於深化人們對疾病發生、發展規律的認識，而且也有益於人們把握疾病與社會制度、經濟狀況、宗教信仰、傳統習俗等的多重關聯。近代醫學的疾病理論雖然承認疾病是一個抽象的概念，它只能通過人體而顯現，由於世界上沒有兩個一模一樣的人，因此也不會有兩種完全相同的疾病，但同時又強調人體的結構和生理是基本相同的，所以，醫學能發現疾病的

---

[19] 參見李中清、郭松義編，《清代皇族的人口行為與社會環境》（北京大學出版社，1994），頁 156-157。

[20] 曹樹基，〈鼠疫流行與華北社會變遷 1580-1644〉，《歷史研究》（1997），（1）；李玉尚、曹樹基，〈鹹同年間的鼠疫流行和雲南人口死亡〉，《清史研究》，（2001），2。

[21] 余新忠，《清代江南的瘟疫與社會》（北京：中國人民大學出版社，2003）。

基本原因和機制，即便存在著一定的個體差異，也不妨礙對某種疾病的理解。例如，所有的「肺炎」病人可表現出大致相同的症狀和病程，因為病人肺部遭受細菌侵害後，會產生相同的反應，出現類似的症狀，儘管有時不完全一致，但不影響對疾病的診斷與治療。按邏輯過程構造疾病是近代醫學理論的核心。十九世紀以後，醫學家們依據病理解剖學和細菌學知識來構造疾病，即軀體部位的病變（特殊病灶）→某一器官的功能障礙→臨床症狀；病原微生物→人體→病理改變→臨床症狀。這種疾病解釋模型不僅指導著醫生的治療決策，也是病人對治療結果的判斷標準。然而，完全符合這種解釋模型的疾病為數不多，許多疾病解釋所牽涉的不僅是生物學因素，也包括社會文化因素，例如，從十二世紀的麻風病、十四世紀的鼠疫、十九世紀的霍亂以及二十世紀的愛滋病等傳染病到痛風、糖尿病、心腦血管疾病等慢性病都牽涉到廣泛的社會文化問題。

社會建構論（theory of social construction）認為，自然科學知識是科學界內外人們社會交往的產物，科學知識是由人們社會性地構造出來的。[22]在過去幾十年裡，社會建構論為解釋醫學思想和醫療實踐受文化影響提供一個頗有說服力的理論框架。二十世紀六〇至八〇年代，社會建構論者為歇斯底里、神經症、同性戀等文化相關性疾病提供的解釋模型，強調了社會文化因素與醫學因素的共同作用，由於這類疾病在生物學上的病理機制既可證實又難確診，因此為疾病解釋的社會建構預留了足夠的空間。

在疾病社會史研究中，社會建構論成為人們理解疾病觀念的演化和疾病處置中複雜的社會文化現象的一種模型，使人們在研究疾病觀念和疾病防治策略時重視政治、經濟、宗教等社會因素的作用，它強調了現行疾病觀既是醫學知識進步的體現，也是複雜的社會協商的結果。例如，羅森伯格在《霍亂年代》中，通過對美國在 1832 年、1849 年和 1866 年發生的三次霍亂流行的比較研究，闡述了不同時期的社會

---

[22] 【美】科爾著，《科學的製造：在自然界與社會之間》（上海人民出版社，2001），頁 1。

對於霍亂的不同反應，考察了社會性因素，比如經濟、政治結構、生活水準以及社會結構等都會影響到對霍亂的理解、預防以及治療，描繪了一幅疾病與社會互動的畫卷。[23]拉什（W.Rushing）在《愛滋病的流行：一種傳染病的社會維度》（*AIDS Epidemic: Social Dimensions of an Infectious Disease* ）中，從社會原因和社會反應的角度上研究了愛滋病流行引起的社會爭議，考察了醫學界與普通公眾之間對愛滋病的不同反應以及對人們的行為與疾病關係的解釋。[24]阿羅諾維茲（R.Aronowitz）在《理解疾病：科學、社會和疾病》（*Making Sense of Illness: Science, Society & Disease*）中描述了不同時期疾病觀念的變化：從疾病被認為是有機體與環境之間平衡紊亂的結果，到疾病被看作是一種特殊的、可以通過實驗室研究而發現的實體。阿羅諾維茲對傳統的完全從科學角度解釋疾病的方法提出了挑戰，他認為對疾病進行分類實際上是一種「社會協商的過程」（social process of negotiation）。[25]

然而，社會建構論對疾病的解釋也顯現出其不足之處：首先，社會建構論反對把科學僅僅看成是理性活動這一傳統的科學觀，認為歷史真實是由人創造的，並不存在等待人們去發現的真理，任何疾病都是在特定社會情境中醫學家與各種社會因素相互作用的結果。其次，幾乎所有的建構論者都採取了相對主義立場，削弱甚至完全否定經驗世界對科學知識發展的重要作用，否定疾病的生物學特性。第三，社會建構論認為，自然科學的實際認識內容只能看成是社會發展過程的結果，被看成是受社會因素影響的。在疾病社會史研究中，表現在輕視人類認識疾病過程中的自然因素，不適當地強調疾病認知過程中社會因素的決定作用。因此，在探討疾病的社會文化意義的問題上，應當在科學機制與社會文化對疾病認知的影響之間把握平衡。

---

[23] Charles Rosenberg, *The Cholera Years*, Chicago: University of Chicago Press, 1962.

[24] W. Rushing, *AIDS Epidemic: Social Dimensions of an Infectious Disease*, Boulder: Westview Press, 1995.

[25] R. Aronowitz, *Making Sense of Illness: Science, Society & Disease*, Cambridge: Cambridge University Press, 1999.

2、疾病史的生態學觀點

　　從生態的角度來研究人與微生物、人與自然環境、人與社會的相互作用及其在人類疾病史上的影響，是疾病社會史研究的一種新取向。法國年鑑學派第三代歷史學家勒魯瓦‧拉迪里（E. R. Ladurie）在推動跨學科的歷史研究中，十分關注地理、氣候、瘟疫、細菌等因素在歷史進程中的作用。在論述疾病帶來的全球一體化過程中，探討了全球瘟疫生態系統中人與細菌的複雜關係，提出了老鼠、跳蚤、細菌與人類四方共生的和諧功能論或跳蚤、細菌與人類三方共生的和諧功能論，認為這種共生現象的存在及其地理傳播的長期結果最終導致了屬性的衝突和不相容，共生的生態結構往往以三方或四方共生物的滅亡而告終。作者通過對中世紀的瘟疫對法國的打擊以及十六世紀傳染病對美洲印地安人的侵襲，說明了環境變遷導致的傳染病流行是造成人口劇減的重要因素。

　　麥克尼爾（W. McNeill）在《瘟疫與人》（*Plagues and Peoples*）中闡明了生態、人口、政治、文化以及宗教等因素對疾病發生發展的影響，用「巨寄生」（macroparasite）與「微寄生」（microparasite）的理論，解釋自然社會環境—人類—微生物之間的生態平衡。他把統治者與被統治者在人類歷史上的互動關係比喻為「巨寄生」的關係，而把人與病原微生物之間的關係比作「微寄生」的關係。作者認為，作為整個生態系統中的一個環節，人類總是在不斷的捕食與被捕食中求得生存，人類歷史正在是這兩種寄生關係中艱難發展。[26]

　　人類的活動和致病微生物之間的關係是共生互動的，人類小範圍的活動如衣食住行，大範圍的活動如跨洲戰爭等不但能夠影響到傳染病的發生以及發展，反過來傳染病也能影響到人的各種活動。[27]瑞瑟（G. Risse）在「流行病學與歷史：生態學的觀點與社會反應」中，應用生

---

[26] 麥克尼爾（William H. McNeill），《瘟疫與人—傳染病對人類歷史的衝擊》楊玉齡譯，（臺北：天下遠見出版社，1998），頁 7-8。
[27] William H.McNeill. *Plagues and Peoples*. Garden City: Anchor Books, 1976.

態學的模式探討了生物社會環境與人類流行病的經歷之間的動力關係。他通過羅馬 1656 年的腺鼠疫、紐約 1832 年的霍亂和 1916 年脊髓灰質炎的流行三個案例，分析了流行病的社會境遇、歷史上政治團體和衛生組織對危機的應對方式。曹樹基的「鼠疫與華北社會的變遷」一文，也應用這一理論研究了萬曆和崇禎年間的兩次鼠疫大流行，並指出：生態環境的異常變化是造成明王朝崩潰的主要原因之一。萬曆年間的華北鼠疫大流行使區域經濟和社會的發展陷於停滯，崇禎年間的鼠疫則在風起雲湧的起義浪潮中加速了它的傳播和擴散。因此，明代後期華北社會的變遷可以視作中國北方生物圈變遷的一個組成部分，它是環境與人相互作用的產物。[28] 從生態角度研究疾病社會史，把人類疾病的變遷置於全球自然、社會的動態整體中加以考察，對於正確把握人與宏觀自然、人與微生物之間的關係有重要意義。

3、疾病史的跨文化研究

在全球化進程中，疾病的全球化也刺激了疾病史的跨文化研究，醫史學家們開始重視研究不同文化在健康和疾病觀念上、在促進健康和防治疾病的醫療實踐上的共同點和差異，考察人們的生活方式、文化習俗、宗教傳統在醫療保健中的作用，比較研究不同時代、不同地域人們的健康觀、疾病觀，並將之作為勾畫文明的發展過程和社會進步的一個著眼點。

有相當一部分疾病的發生發展與人類文化傳統密切相關，例如，農耕文化促進了疾病的發展。灌溉農業，特別是在水稻栽培的洪泛區，如在中國的長江流域，埃及的尼羅河流域，每到溫暖的季節，水稻田裡潛藏的寄生蟲能鑽入稻農的皮膚並進入血流。這些寄生蟲中最重要的一種是血吸蟲，該寄生蟲以釘螺為中間宿主，經皮膚進入人體後，導致人體逐漸虛弱無力。醫學家已在一位三千年前的古埃及木乃伊的腎臟中發現該疾病存在的證據，在長沙馬王堆出土的東漢女屍體內也

---

[28] 曹樹基，《鼠疫與華北社會的變遷》。

發現了血吸蟲的蟲卵。人口遷徙也是導致疾病流行和疾病譜變化的重要因素。在某地生活的人，往往可能產生某種抵抗該地常見疾病的免疫力，但是若因商業、戰爭等因素，從一地向另一地遷移，他們也將與所在地的病原體發生聯繫，遇到新的疾病，而當地人，也會遭遇外來人帶來的新疾病，在這種情況下，對一部分人常見的疾病就可能成為對另一部分人致命的瘟疫，如在向非洲殖民地移民的歐洲人中爆發非洲睡眠病的大規模流行，而歐洲人在北美殖民地的活動，則導致大量土著印地安人染上了致命的天花而死亡。社會習俗與生活方式也與許多疾病密切相關，如以玉米為主食的南美洲、非洲、南歐、印度等地區的窮人，經常遭受玉米紅斑病的侵襲，而以稻米為主食的日本、中國等亞洲國家的人們，則易患腳氣病。[29]克雅氏病則與巴部亞新幾內亞某些部落的食人屍習俗有關。

　　此外，還有從地域、種族、宗教、性別等角度來研究疾病社會史的工作，如戴芒德（J. Diamond）在《槍炮、病菌與鋼鐵：人類社會的命運》（*Guns, Germs, and Steel: The Fates of Human Societies*）中，對歐亞兩個洲的疾病進行了地理學解釋，認為歐亞大陸傳染病差異的最根本的原因在於不同地理因素的影響。[30]瑞瑟（G. Risse）在「流行病學與歷史：生態學的觀點與社會反應」中，對疾病流行期間的種族矛盾進行了深入的分析，他指出，在疾病流行期間，社會邊緣群體、少數民族和窮人通常被指責為罪魁禍首：在歐洲，猶太人被當作是黑死病的製造者；在紐約，愛爾蘭人被認為應對霍亂負責；在布魯克林（Brooklyn），義大利人被看作是脊髓灰質炎的來源。

　　上述研究從不同的角度向人們展示了豐富多彩的疾病社會史研究圖景，為我們理解疾病發生、發展與社會之間的關係提供了多維的視角。

---

[29] 羅伊・波特等編，《劍橋醫學史》（長春：吉林人民出版社，2000），頁 66-67。

[30] 賈雷德・戴蒙德，《槍炮、病菌與鋼鐵：人類社會的命運》（上海：上海譯文出版社，2000），頁 401-402。

第二節　中國近代疾病社會史研究的目的與意義

近幾十年來，人們越來越認識到疾病在人類社會發展歷史進程中的重要影響，從中世紀黑死病的流行，到天花在西班牙在美洲殖民活動中的作用，直至目前愛滋病流行引發的全球震驚，這些事實都說明疾病不僅影響到人類的健康狀況，而且也深刻地影響著生活方式、社會文化以及宗教信仰，甚至國家的興衰和民族的存亡。

中國近代疾病的構成和流行趨勢，與當時的社會文化變遷密切相關。社會環境的動盪、城市化工業化的發展、醫學體系的轉型，形成了一種極不平衡的發展模型，一方面隨著近代西醫在中國的傳播和發展，人們對許多疾病有了全新的認識，疾病觀念開始發生轉變，引入了新的疾病防治措施。在另一方面，許多疾病，尤其是傳染病、寄生蟲病、營養缺乏性疾病和地方病的流行嚴重。因此，探討中國近代疾病與社會的互動關係，對於理解疾病不僅是一種特殊的生物學實體存在，也是一種社會的結構性因素，一種社會角色，在社會發展過程中發揮的作用具有重要意義。

一、理解疾病觀念形成的背景和過程

「疾病」是一個含混的實體，不僅僅只是一種軀體狀態，一個生物學事件，它也反映出醫學知識和醫學制度進化的歷史，反映出社會對待疾病的態度和人們所信奉的疾病觀念，而這些態度和觀念又影響著衛生政策和立法，影響著醫患關係。

近代中國處於傳統醫學體制向近代醫學體制轉變時期，也是傳統的疾病觀念向近代疾病觀念的轉變時期。在傳統醫學體系中，沒有疾病的概念，只有病人和病症，病人尋求醫生的幫助，醫生則盡力治療和緩解病人的痛苦。當醫生詢問病人從「你怎麼不舒服？」轉變為「你哪裡不舒服？」時，意味著近代「疾病」觀成為醫學的主導。近代醫學除了繼續承擔治病救人的責任外，還肩負起探索疾病奧祕和規律的

任務。傳統醫學中治療病人與認識疾病的一體化，在近代醫學體系中轉變成既密切相關又各自獨立的雙峰並立，把疾病與病人分離開來，尋找獨立與病人的疾病的共同規律，是近代疾病觀的核心。

在另一方面，公共衛生與社會醫學的興起，強化了疾病的社會意義。分析疾病的社會的成因，通常面臨複雜、不一致的結論。病人對導致他們處於患病風險中的行為有責任嗎？或者他們是不良的社會環境的被動犧牲者？窮人骯髒的居處是因為他們自己的選擇還是他們的貧窮不可能使居處清潔？是貧窮引起疾病還是地區性流行病導致貧窮？近代醫生已逐漸認識到貧窮與疾病的相互作用，認識到社會的貧困與疾病之間的惡性循環，認識到制定一個人道的、可行的衛生政策的重要。在這種與境中，疾病成為關於公共政策、醫生責任和個體道德的相互關係爭論的焦點之一。這種爭論依然具有現實意義，如當代有關愛滋病、SARS 的問題就是有力的證明。

二、探討疾病知識的傳播與社會認同

近代疾病觀念的轉變表現在知識界醫學界與社會大眾兩個層面，在知識界醫學界層面，西方醫學知識作為近代科學知識的一部分被接受，西方的醫療保健制度、衛生法規、醫院、醫學校等逐漸引入中國並成為近代醫學建制化的核心內容，即便在中醫界，大多也承認西醫知識的科學性、權威性，並試圖用西醫知識來闡述中醫的科學價值。

在大眾層面，「眼見為實」的樸素唯物論的經驗論思維方式，動搖了傳統的「邪氣」、「瘴氣」的致病觀念，病灶、傳染、細菌、消毒的概念開始被社會大眾接受。從清掃街道、到環境衛生，從飲水衛生，到預防接種，近代西醫的疾病觀逐漸獲得了社會的認同。探討西醫學知識在中國傳播與獲得社會認同的過程，為理解中國近代中西文化的碰撞以及不同文化之間的交流提供一個新路徑。

三、分析作為社會行動的疾病控制

疾病的治療既是個體性的，又是社會性的。任何疾病都表現為個

體病人生理功能失常以及心理焦慮，疾病的防治必須基於每個病人。但同時疾病的控制也必須是社會性的，無論是傳染病的防治還是慢性病的干預，都是一種社會行動。德國著名醫學家微爾嘯曾指出：「流行病的發生既有生物學因素和其他自然因素的影響，同時也有社會、經濟和政治的原因。疾病流行從本質是講是社會和文化在某段時間內失調的現象。」在《寄生蟲學進展報告》中，羅傑斯提出：「控制寄生蟲病最有效的辦法不是藥物及專業衛生服務，而是良好的社會經濟狀況，積極的公共健康教育，適當的衛生政策和必要的衛生措施。」在防治高血壓、冠心病、腦卒中、癌症等慢性疾病方面，社會因素的重要作用也是毋庸質疑的[31]。

因此，考察近代中國醫學和疾病防治的歷史，不能限於醫學知識的發展、診斷治療技術的進步，而更應關注在疾病控制過程中的社會觀念和社會行動。近代對於中國的衛生建設來說，是一個重要的時期。在這個時期，引進了西方先進的公共衛生理論，建立了公共衛生機構，頒布了相關的衛生法規，開展了一系列的防疫工作，實現了從疾病的個體治療到社會控制的轉變。

四、關注疾病防治的多變性與連貫性

當前正處於醫學模式的轉換時期，傳統的生物醫學模式（biomedical model）正在轉向生物－心理－社會醫學（bio-psycho-social medical model）模式。在與疾病特別是與傳染病的鬥爭中，人類已經顯示出了偉大的力量：消滅了天花，有效地控制了多種傳染病。但是隨著時間的推移出現了一些新問題：一方面性病、結核病、瘧疾、霍亂等古老疾病有捲土重來之勢，另一方面，新疾病的不斷增多，不僅表現在現代文明病、生活方式病、富裕病已成為現代社會的主要威脅，同時也表現在新的傳染病也接連不斷：愛滋病、瘋牛病、禽流感，以及嚴重性急性呼吸道綜合症（Sever Acute Respiratory Syndrome, SARS）等，因此，二

---

[31] 參見梁浩材主編，《社會醫學》（長沙：湖南科學技術出版社，1999），頁 57-58。

十一世紀人類面對傳染病的挑戰依然十分嚴峻。

現代醫學已清醒地認識到疾病防治，不僅僅要考慮它的生物學因素，也要考慮心理的和社會的因素。因此，研究近代社會疾病的流行特徵，探討疾病譜的變化對人們的健康觀、疾病觀以及社會文化的影響，可提供一幅更為真實的疾病和社會之間的互動圖景。

五、課題概況

本書選取 1912 年至 1937 年作為探討中國近代史上疾病與社會之間互動關係的時段，旨在凸現政治體制與衛生保健體制之間的密切關係、揭示醫療衛生服務的社會性，闡明衛生制度的轉變對疾病預防與控制的重要影響。1912 年中華民國的建立是中國近代政治體制轉型的標誌，也是中國新型衛生保健體系建立的開端，至 1937 年，中國的衛生行政體制、醫療保健制度和衛生服務制度的框架已基本形成。毫無疑問，歷史的時間段劃分都是相對的，在論及中國近代醫學演化時，筆者也簡單地追述了西方醫學傳入後在中國的發展概況，以便讀者對中國近代醫學體制的演變有較全面的瞭解。

社會史是一個十分寬泛的領域，本書試圖從衛生保健制度、衛生服務制度、衛生知識傳播、城市與鄉村的醫療衛生以及醫療糾紛等方面，來詮釋中國近代社會在疾病預防和治療及其相關領域的變革。這種選擇是基於中國近代社會疾病的流行特點和近代西方醫學傳入後從邊沿走向中心的歷史進程，即以傳染病、寄生蟲病、營養缺乏性疾病和地方病高發病率和病死率為特徵的疾病構成，確定了醫療衛生的建制化在預防和控制中的重要作用，而這種建制化過程就是近代西方醫療衛生體制本土化的過程。因此，中國近代疾病的社會觀念與疾病社會控制的變革，基本上是從中國古代疾病觀念向西方近代疾病觀念的轉變和社會化的過程。本書基本上沒有論及中醫問題，這並不意味著論者在研究過程中對這個極為重要的方面視而不見，而是因為中醫學傳統在近代社會基本上仍保持著其古已有之的主體特徵，無論是在疾病防治觀念還是實踐方面均未經歷顯著和劇烈的變動。近代中西醫論

爭的焦點，主要匯聚在醫學理論的層面和醫師執業的資格上，對近代疾病防治模式的轉變影響甚微，故我們在本書中也就暫未予以論述。

中國近代疾病的社會史研究是一個全新的領域，面對大量醫學期刊、病案、檔案、年鑑、書籍、大眾期刊、報紙等歷史資料，筆者感到本書的範圍是相當局限的，許多基礎性的工作還有待於進行。由於受到課題所規定時間的限制，筆者只是有所選擇地從醫學社會學的視角來探討疾病與社會互動關係，因此，存在著一定的局限性，一些牽涉面比較廣泛的問題都只是點到為止，有待今後更深入的研究。

第一章

中國近代疾病觀念的變遷

　　在人類歷史上，疾病的概念經歷過時間和空間上多次轉換。在相當長的時期裡，人類對疾病的本質、起因及其社會意義的理解是十分含糊、複雜的，不同時代、不同文化、不同社會集團對疾病既有許多共通的看法，又存在著明顯的差異。例如，由沼澤地產生的有毒「瘴氣」引起「瘟疫」是古代醫生堅信的理念，而《聖經》中關於上帝通過瘟疫把苦難施加於有罪之人的教義也獲得眾多人的信仰；在中世紀，麻風被認為是上帝對人類的懲罰；在十九世紀醫學家的書中，結核病被認為是無藥可醫的「白色瘟疫」；在藝術家的眼裡，瘦弱的結核病女子蘊涵著一種高尚的優雅。中國傳統醫生認為外感「六淫」、內傷「七情」以及「蟲獸、房室、刀刃傷」是疾病的三大原因，但鬼神致病的觀念也普遍存在於民眾之中。因此，疾病概念的建構不僅取決於人們對生物學病因的認知，而且也受到社會和文化因素的影響。社會對疾病的詮釋，在制約醫生行為的同時，也揭示了疾病的宗教、文化和道德底蘊。

　　十九世紀末二十世紀初，隨著西方醫學的傳播，在疾病實體觀和病原微生物學基礎上建構的新疾病觀，逐漸被中國醫學界、知識界以及廣大的社會民眾所接受，成為建立新型醫療衛生體制的思想資源。

第一節　近代醫學模式與疾病觀

　　所謂醫學模式指的是人類的醫學觀，即人們對人體及其健康和疾

病的總體認識。在人類歷史的演進過程中，人類對於什麼是健康、什麼是疾病的認識，隨著時代的發展而變化。

一、醫學模式的演化

人類從認識疾病到尋找疾病的原因經歷了漫長的歷史過程。在人類社會的早期，人們患病被認為是鬼怪作亂或祖先的幽靈作祟的緣故。他們「把疾病看成不僅是身體的機能失調，而且是某種或多或少具有精神性質的自然詛咒的結果。」[1] 這種疾病觀被稱為神靈主義的醫學模式（Spiritualism Medical Mode1）。即認為人的健康是由神賜予，疾病是鬼怪作亂或得罪了神靈而遭天譴；診斷疾病就是了解是什麼兇惡的力量或影響控制了病人，是什麼妖術施展到他的身上，是哪個活人或死人在謀害他的生命等。診斷通常是由擁有與神祕力量和鬼魂交往的能力並有足夠能力來戰勝和驅走它們的人來作出，如巫醫、術士、薩滿、祓魔師。由於疾病都是鬼魂造成的，治療的關鍵就是設法祛除身體中的鬼魂。於是，無論是巫醫、術士，還是薩滿、祓魔師，都必須首先從現實世界轉入神靈世界，這個過程往往通過齋戒、巫術裝飾、念咒、舞蹈等，以此進入神靈世界。早期的「醫生」在與神靈溝通後獲得治療的力量，他們或用草藥、或採取放血療法，或撫摩來治療病人。如果病人恢復了健康，「醫生」可獲得病人的報酬和感謝，若病人在治療後依然不好甚至死亡，通常會歸因於「來自敵對的神靈或人的高級巫術的兇惡作用。」[2] 這種萬物有靈論的觀念普遍存在於早期人類社會。

隨著社會的發展和與疾病抗爭經驗的積累，人類認識自然、解釋生命和疾病能力日益增強，醫生們開始摒棄疾病原因的各種超自然想像，提出無論是人體機能，還是疾病都可用理性的思辨和經驗的觀察予以解釋。希波克拉底在《論神聖的病》（*On the Sacred Disease*）中強調

---

[1] 列維－布留爾，《原始思維》（北京：商務印書館，1987），頁 256。

[2] 同上，頁 267。

一切疾病都由於自然原因，主張消除醫療活動中的宗教迷信成分。他說，「在我看來，它們並不比其他的疾病要神聖些，它們也是有自然原因的。所以會提出這種神聖的病，根源在於人們缺乏經驗，不瞭解它們的特性。現在人們還繼續相信這類疾病有神聖的原因，是因為他們仍舊不理解它們。」[3] 希波克拉底尖銳地批評了當時南義大利醫派以及其他地區醫生中存在的巫術迷信成分。他認為：「那些首先將這種疾病（癲癇）說成具有神性的人，象當今那些巫醫、淨化者、庸醫、騙子們，自稱對神虔誠，並且具有至高無上的知識。實際上，他們只是用迷信來掩飾自己行醫的無能，他們將某種疾病稱為神聖的疾病，只是為了避免暴露他們自己的無知罷了。」[4]

在希波克拉底看來，自然環境對人體的健康和疾病，對人體的結構和形態，甚至對人的性格特點和心理都有著重要的影響。他認為人的生理狀態、自然本性和心理性格習慣等，都深刻地受到自然和社會環境的制約。他提出了四體液病理學說——血液（blood）、粘液（phlegm）、黃膽汁（yellow bile）和黑膽汁（black bile），認為健康是四體液平衡，疾病則是失衡。希波克拉底認為機體有保持體液平衡的天然糾正能力——自然治癒力，醫生的作用就是幫助病人恢復這種自然治癒力。

在中國，春秋時期秦國著名醫生醫和（約西元前 5 世紀），在為晉侯治病時提出了「陰淫寒疾、陽淫熱疾、風淫末疾、雨淫腹疾、晦淫惑疾、明淫心疾」的「六氣」致病學說。《黃帝內經·靈樞經》中對病因的認識更加深入，指出：「夫百病之所生者，必起於燥濕、寒暑、風雨、陰陽、喜怒、飲食、居處。」[5] 從自然界的外在因素到情志的內在因素以及飲食起居的行為因素較全面地概括了致病原因。中醫認為，致病因素作用於機體後，導致人體陰陽平衡的失常，「陰勝則陽病，陽勝則陰病。陽勝則熱，陰勝則寒。」醫生可採取「陽病治陰，陰病治

---

[3]　Adams F., *The Genuine Works of Hippocrates*. Baltimore: The Williams & Wilkins Company, 1939. p139.

[4]　同上，p 141.

[5]　《靈樞經·卷 7》（北京：人民衛生出版社，1956），頁 77。

陽」的原則，調整機體的陰陽平衡，達到「陰平陽祕，精神乃治」的目的。

古代中西方醫學這種在經驗觀察的基礎上通過思辨推理而形成的醫學觀、健康觀、疾病觀和治療觀被稱為自然哲學的醫學模式（Natural Philosophical Medical Mode1）。

十六世紀以後，天文學、力學、數學、解剖學、生理學等領域迅速發展，以觀察——實驗為基礎的經驗方法和以數學演繹為基礎的邏輯推理方法，成為人們認識和解釋自然與生命現象的基本方法。1543年，維薩里（Vesalius, 1514-1579）《人體之構造》的出版，奠定了近代醫學的解剖學基礎。十七世紀末，牛頓建立的經典力學體系實現了自然科學的第一次綜合，構造了以機械論為特徵的自然圖景：宇宙是一架受自然規律支配的大機器，其零件是運動著的物質粒子，它們的運動狀態可以用力學規律加以精確描述；人類社會以及人體自身也同樣受到自然規律的支配，人類的生命現象也是一種機械運動形式。哈威（W. Harvey, 1578-1657）用實驗的方法證明了心臟如同機械泵一樣為血液循環提供動力，通過計算心臟的容量、每搏泵血量和回心血量，結合觀察到的靜脈瓣的解剖特徵，提出了血液循環理論。血液循環理論的建立是用機械論方法解釋人體生理現象的最好例證。法國著名哲學家、物理學家、生理學家笛卡爾（R. Descartes, 1596-1650）明確主張以機械論來解釋人體的結構與功能，將生理過程看作是嚴格遵循因果律的機械運動，而將疾病視為機械部件的故障。另一位法國哲學家、醫生拉美特利（La Mettrie, 1709-1751）在《人是機器》一書中明確提出，疾病就是身體機器的某個部件損壞或失靈，醫生的任務就是修理人體機器。機械唯物論的自然觀深刻地改變了人們的醫學觀念。

在這種機械論醫學觀的影響下，醫生們對疾病的解釋從體質論（constitutional theory）轉向本體論的疾病觀念（ontological conception of disease），即不再根據所謂四種體液在人體中的多寡分布之不同來判斷疾病，而是根據人體的器官、組織和細胞等解剖學結構發生的改變來解釋疾病。從莫爾幹尼（G. Morgagni, 1682-1771）的器官病理學，到比

沙（X.Bishat, 1772-1802）的組織病理學，再到微爾嘯（R.Virchow, 1821-1902）的細胞病理學，西方醫學將疾病的根源定位在人體的器官、組織或細胞之內。十九世紀下半葉病原微生物學和寄生蟲學的建立，闡明了當時困擾人類的各類傳染病和寄生蟲病的原因，即多種疾病都是由於某種細菌、真菌、病毒或是寄生蟲引起的，從而極大地推動了病因學的進步。這種認為每一種疾病，可以用機體器官、組織和細胞的生物學異常來說明，可以確定出生物或物理、化學的特定原因的醫學理論被稱為生物醫學模式（biomedical model）。

　　生物醫學模式對健康和疾病的認識是建立在疾病與病因的單因單果的模式上的，即健康是宿主、環境和病因三者之間的動態平衡，當環境變化、致病因數的致病能力增強，人群抵抗力下降，易感者增多時，使這種平衡破壞，疾病由此產生。在生物醫學模式的指引下，人類在疾病控制活動中，通過採取殺菌滅蟲、預防接種和抗生藥物等措施，有效地控制了急慢性傳染病和寄生蟲病的危害。

二、西方疾病觀念的變遷

　　隨著醫學模式的演化，西方的疾病觀念也發生過幾次重大的轉變，即從神祕主義的疾病觀轉變為經驗的和自然哲學的疾病觀，再轉變為生物醫學的疾病觀。疾病觀的核心問題是疾病原因的解釋。

　　疾病的原因，尤其是長期以來危害人類健康和生命最為嚴重的傳染病的原因，一直是醫學界的爭論不休的問題。為什麼發熱性疾病會在人群中流行？為什麼有的人會感染致死，而有的人卻安然無恙？古希臘體液病理學（humoral pathology）的解釋為，疾病是由於身體內部體液平衡的紊亂。體液論認為人體記憶體在著四種體液，即血液、粘液、黃膽汁和黑膽汁。心生血液、腦生粘液、肝生黃膽汁、脾生黑膽汁，這四種體液保持平衡狀態（eucrasis）人體則健康，若失和（dyscrasis）則導致疾病。例如，傷風後頭疼、流鼻涕，是因為腦部粘液過多，導致腦部脹痛、粘液從鼻腔流出。體液病理學藉此闡明了個人的患病原因，對於在相同的情況下，為什麼有人患病有人不患病，古希臘醫生

引入了體質論（constitutional theory）作為解釋，即每個人體液混合的比例不一樣，其體質亦不相同。他們將人的體質也分為四種：多血質、粘液質、膽汁質和抑鬱質，體質不同所易患的疾病有異。如多血質的人易患心臟病、癲癇或麻風病，粘液質的人易患感冒、頭痛和中風，黃膽汁過多的人脾氣暴躁、易怒，抑鬱質的人則易患潰瘍、水腫、傷寒和瘧疾。

但是，體液病理學對瘟疫很難給出令人滿意的解釋。中世紀各種瘟疫的流行，使人們認識到一些疾病可通過傳染物散佈。至十六世紀，義大利醫生伏拉卡斯托羅（G. Fracastoro, 1478-1553）在研究了梅毒、天花、麻疹、鼠疫、麻風等疾病後，提出了「傳染理論」：梅毒是通過人與人之間的直接接觸或者人—物—人的間接接觸來傳播「種子」的。伏拉卡斯托羅的猜想在十九世紀得到證實。隨著顯微鏡技術的改進，在十九世紀下半葉，一系列致病微生物的發現，長期以來危害人類健康和生命最為嚴重的傳染病和寄生蟲病的病因學問題得以澄清。法國科學家巴斯德（L.Pasteur, 1822-1895）證明了傳染病是由微生物引起，德國細菌學家科赫（R. Koch, 1843-1910）發現了結核桿菌、霍亂弧菌等多種致病菌，找到了引起結核、霍亂等疾病的病因。醫學家們認識到，傳染病和寄生蟲病是由於機體內受到病原微生物和寄生蟲的侵入而引起的某種傷害。至十九世紀末，「病因－環境－宿主」疾病模式的建立，為傳染病的防治奠定了科學基礎。

關於疾病解釋的另一個進步是病灶理論(localistic theory)的建立。十六世紀以後，隨著人體解剖學的發展，醫生們已開始收集屍體標本，開始比較研究人體器官的正常與異常。十七世紀，近代生理學的奠基者、英國醫生哈威就曾明確指出：「研究一個由癆瘵或慢性病而死的屍體，要勝過研究十個絞死囚犯的屍體。」[6] 然而，病理解剖學的興起，應歸功於十八世紀的義大利醫學家莫爾幹尼。他在《根據解剖學研究來解釋疾病的部位和原因》一書中，描述了各種病徵，並通過顯

---

[6]　H. Sigerist，《人與醫學》，頁 119。

微鏡切片觀察所得的解剖上的病理變化來加以說明。莫爾幹尼證明了疾病出現在體內的一定部位，出現在人體的各器官內，器官的病理變化是大多數病徵的原因。疾病的各種徵象可以從解剖結構的改變上得到闡明。

　　十九世紀，巴黎臨床學派大規模、有系統地開展病理解剖學研究，獲得了關於人體疾病的豐富資料，在此基礎上發展起來的臨床診斷學，使醫生能夠比較準確地判斷疾病的部位和性質，確定合適的治療。病灶（focus）成為近代西醫的一個重要的概念。所有診斷方法的設計都是為了找到病灶，從器官到組織再到細胞。

　　疾病分類的觀念是近代西醫的又一進步。十七世紀英國醫學家西登漢姆（T. Sydenham, 1624-1689）提出，儘管疾病在個體病人表現出不同進程和症狀，但作為一種特殊實體，所有疾病必定歸結為明確的和肯定的種類（species）。他把疾病劃分為急性和慢性兩大類，指出急性和慢性疾病的原因是根本不同的。急性疾病是外部的、產生於環境的、上帝製造的流行病，而慢性疾病產生於機體內部，與非自然因素有關。

　　十八世紀，在牛頓綜合自然科學成就的鼓勵下，醫生們也試圖綜合關於醫學知識的總看法，人類疾病的分類學研究成為時髦。瑞士博物學家林奈（C. Linnaeus, 1707-1778）將分類學帶到自然科學的中心舞臺。他不僅投入了大量精力於分類植物和分類學的理論研究，而且也進行過疾病分類學研究。林奈受過醫學教育，他的《疾病種類》（Genera Morborum, 1763）將所有疾病分成十一大組或類，每一類又進一步分成屬和種。例如，他將疾病分為熱病和非熱病，熱病本身又被分成三類：發疹、「危機」熱和「炎症」熱。第一類特徵是皮膚丘疹，第二類的特徵是尿中有紅色沉澱物，第三類的特徵是實脈和局部疼痛。在八類非發熱疾病中，四類是神經紊亂（感覺、判斷和運動的失衡）、兩類是體液紊亂，兩類是固體紊亂。體液紊亂被分成隱蔽型和排泄型，隱蔽型的疾病包括諸如咳嗽、便祕等症狀。

　　林奈的追隨者、法國醫生兼植物學家索瓦熱斯（F. Sauvages, 1706-1767）在 1763 年出版的《疾病分類學方法》中對約兩千四百種疾

病進行了分類。他將疾病分為：發熱、炎症、排泄、癱瘓、疼痛性疾病、精神疾病、消耗性疾病、以及痙攣性紊亂。

居倫（W. Cullen, 1710-1790）也認識到需要通過分類學將大量臨床觀察秩序化。他將疾病分類的數量減少到四類，前三類（發熱、神經機能病、惡病質）基於傳統分類的生理功能紊亂（生命的、動物的和自然的功能）。第四類，局部疾病，幾乎佔據分類數的一半。居倫在疾病分類中考慮局部病理的變化，認為它是一種由不同成分組成的類別。

到十九世紀末，西方醫學的疾病分類學已基本完善，尤其是細菌理論的建立，為許多疾病提供了分類的依據：按病原學分類。許多國家應用疾病分類法開展生命統計，並試圖推行疾病的國際標準名詞，醫學科學在西方國家已成為國際語言，為醫學交流提供一種共同詞彙。

三、中國傳統疾病觀及其在近代的困境

從殷墟出土的商代甲骨文中可知，早在西元前十三世紀，殷人對一些疾病已有一定的認識，如蠱，表示腹內有小蟲作祟，齲，表示小蟲蛀齒，也有了按照體表部位對疾病分類的概念：如疒目、疒耳、疒口、疒乳、疒足、疒骨等，還有少數涉及到病因，如疒蠱、疒蛔、疒瘧等。然而，殷人信上帝、敬鬼神，有了疾病，當作是上帝降禍，祖先作祟。

春秋以後，隨著醫學經驗的積累和對疾病現象認識的深入，醫生們意識到鬼神致病的觀念並不能解決疾病的治療問題，於是開始自覺地轉向從現世的自然物質中尋找疾病的原因。晉平公患病，向秦國求醫，秦國名醫醫和在為晉平公診病後，指出病因是耽迷於女色而喪失神志，並非鬼神所致。醫和提出了六氣病因學說，認為自然界中的六氣：陰、陽、風、雨、晦、明，任何一種太過均可引起疾病。

東漢醫家張仲景比較系統地總結了漢以前醫學對疾病的認識，首先將疾病的原因分為三類，他認為：「千般災難，不越三條：一者，經

絡受邪，入臟腑，為內所因也；二者，四肢九竅，血脈相傳，壅塞不通，為外皮膚所中也；三者，房室、金刃、蟲獸所傷，以次詳之，病由都盡。」[7]

　　宋代醫學家陳言（無擇）在《三因極一病證方論》中，進一步闡述了「三因致病說」。他認為：「醫事之要，無出三因」，「倘識三因，病無餘蘊。」把複雜的病因分為三類：一為內因，即喜、怒、憂、思、悲、恐、驚，七情所傷，發自臟腑，形於肢體；二為外因，即風、寒、暑、濕、燥、火，外感六淫，起於經絡，發於臟腑；三為不內外因，包括飲食饑飽，叫呼傷氣，虎狼蟲毒，金瘡壓溺及其他偶然性因素之類，實際上是六淫之外的外因。每類有證有論，有法有方，論從證出，法隨論定，方法一致，辨析嚴謹。這種分類雖與張仲景略同，但內容有所發展，即對各類病因概括得更加具體，其範圍亦較全面，更符合臨床實際。它使中醫病因學說更加系統化、理論化。三因分類的原則，一直為後世病因著述所遵循。

　　在理論上，三因分類作為一般性的原則，對於認識和解釋疾病具有指導意義，但在醫療實踐上不免過於籠統，因此，在中醫臨證時，按病因證候的分類更為常用。隋代巢元方的《諸病源候論》將疾病分為六十七門，一千七百三十九種症候，基本上是按內、外、婦、兒科進行分類，然後再結合病因、病理和症狀的分類。這種分類方法與近代西醫的分科大致相同。

表 2-1　《諸病源候論》的疾病分類

卷		內容
1-13	全身性疾病	風病、虛勞、傷寒、消渴、時氣、熱病、溫病、疫癘等
14-30	局部器官疾病	咳嗽、淋病、臟腑病、毛髮病、目病、耳病、齒病等
31-36	外科疾病	丹毒、丁瘡、癰疽、痔病、瘡病、獸毒病、金瘡病、腕傷病等
37-44	婦科疾病	婦人妊娠病、婦人將產病、婦人難產病、婦人產後病等
45-50	兒科疾病	

---

[7]　張仲景，《金匱要略・臟腑經絡先後病脈第一》（北京：商務印書館，1954）。

　　巢元方在《諸病源候論》中對病因的解釋突破了前人的見解，尤其是對傳染病、寄生蟲病和地方病都有了較清楚的認識。例如，隋以前的醫籍中大部分傳染病被包括在傷寒、溫病和時行病中，認為是由氣候的變異，人觸冒之而發病，巢元方則指出，「傷寒之病，但人有自觸冒寒毒之氣生病者，此則不染他人。若因歲時不和，溫涼失節，人感其乖戾之氣而發病者，此則多相染易。故須預服藥，及為方法以防之。」[8] 巢氏注意到了人感「乖戾之氣而發病」與「感寒毒之氣生病」之間的區別，並提出預先服藥預防，控制傳染的觀點。《諸病源候論》中還詳細地描述許多寄生蟲的形態及其傳染途徑，例如，指出絛蟲病是由於吃了半生不熟的牛肉和生魚所致。關於地方病，提到了嶺南的「瘴氣」是由於「雜氣因暖而生」；三吳以東的「射工」、「水毒」是通過水源傳染的；山區多見的癭病與「飲沙水」相關等，認識到這類疾病的發生與流行與地區的氣候、地理環境等有密切的關係。

　　《諸病源候論》的分類方法，對後世的影響很大，從唐代的《千金方》、《外台祕要》到宋代的《太平聖惠方》、明代的《普濟方》，直至清代的《醫宗金鑒》無不受其影響，成為指導中醫臨床治療實踐的津梁。

　　然而，由於中醫屬於以治療為本位的傳統醫學體系，其理論是建立在自然哲學的思辯和經驗知識的積累之上，對於疾病的認識與解釋始終未擺脫陰陽五行的框架，缺乏實證基礎，因而，存在著自身的局限性，尤其是在解釋和處理近代社會所面臨的傳染病流行和控制方面顯現出不足，在疾病解釋上均未脫離三因學說、六氣理論。

　　傳染病一直是人類健康的主要威脅，在中國古代，凡能夠傳染人的疾病通稱為疫。歷代醫家中不乏對「疫病」的特性有真知灼見的傑出之士。如秦漢以後，人們認識到氣候不正常是傳染病的主要原因，《呂氏春秋》載「孟春行秋令，季春行夏令，仲夏行秋令，則民疾疫。」人若傷於風寒並立即發病是謂傷寒，若不立即發病，寒毒藏於肌膚，

8　巢元方，《諸病源候論》（北京：人民衛生出版社，1955）。

到春季發作是謂溫病，若移至夏季則為暑病。宋元醫家又有「瘴氣說」和「胎毒說」，明代醫家吳有性則在「瘟疫論」中提出「戾氣」從口鼻而入體內致病的觀點。然而，無論是「瘴氣說」、「戾氣說」還是「胎毒說」，均未能揭示傳染病的真正原因。直至十九世紀末，西方病原微生物學傳入中國後，人們才最終明瞭傳染病的原因。

第二節　近代西方疾病觀念的引進

中華醫學與其他文明古國的醫學交流源遠流長，早在漢、唐時期就與古印度醫學、波斯醫學互有往來，北宋時期又大量吸收過阿拉伯的醫藥知識，這些交流不僅引入了大量藥物和治療方法，而且也豐富了中醫學的知識。無論是古印度醫學、還是基於古希臘羅馬醫學體系上的阿拉伯醫學，與中醫學一樣，都屬於自然哲學的醫學模式，在疾病解釋和治療策略上基本相同，因此，早期的中外醫學交流並未形成雙方對立的局面。

一、西方近代醫學的傳入

近代西醫傳入中國，可追溯到十六世紀中葉葡萄牙人在澳門建立的西式醫院和麻風病院。[9] 早期西醫知識的傳入，實際上是傳教士在傳教活動中用西方的科學知識來推動基督教義傳播的副產品。例如，利瑪竇（Mathew Ricci, 1552-1610）在《西國記法・原本篇》中記有「記含之所在腦囊，蓋顱囟後枕骨下，為記含之室。」熊三拔（Sabbathin de Ursis, 1575-1620），在《泰西水法》（約成書於 1612 年）中介紹了消化和排泄生理知識。艾儒略（Julioaleni, 1582-1649）在《性學粗述》（初刊於 1623 年）中，介紹了消化、呼吸、神經、感覺等系統的解剖生理學知識；湯若望（Jean Adam Schall von Bell, 1591-1666）在《主制群征》上卷中介紹了人體骨骼、肌肉、消化生理、神經、血液等解剖生理學。

---

[9]　王吉民、伍連德，《中國醫史》。

　　最早介紹西方人體解剖學的專著是鄧玉函（Jojann Terrentius, 1576-1630）、羅雅穀（Rho Jacques, 1590-1638）、龍華民三人譯述的《人身圖說》（約成書於 1640 年）和鄧玉函譯述、畢拱辰（?-1644）潤定的《泰西人身說概》（1642）。前者專論人體解剖學，後者以人體解剖學為主，也論及生理學知識。兩書均未正式刊印，只有少量手抄本流傳。

　　十七世紀末，清帝康熙患瘧疾，經太醫醫治未愈，此時由法王路易十四派往中國的耶穌傳教士洪若翰（Jean de Fontaney, 1643-1710）和劉應（Claude de Visdelon, 1656-1737）將金雞納進獻給康熙。[10] 康熙服藥痊癒後大為高興，不僅降旨將宮中前院的房屋修繕後作為教堂，而且還先後召傳教士白晉（Bouvet Joachim, 1656-1730）、張誠（Gerbielon Jean Francois, 1654-1707）和巴多明（Dominique Parrenin, 1665-1741）等人進宮，為他講解人體解剖生理的知識，後又傳旨命巴多明用滿文翻譯成九卷本著作《按血液循環理論及新發現而改編的人體解剖學》。由於太醫院醫生的反對，該書未能刊行。儘管明末清初有畢拱辰、方以智、王洪翰等學者瞭解並推崇西方解剖生理學，但此間對西方解剖生理學有興趣者畢竟為數極少，無論對中國社會還是醫學都影響不大。

　　西醫在中國開始產生影響應歸功於牛痘接種法在中國的傳播和醫院的建立。天花是一種危害嚴重的烈性傳染病，中國自宋代起，已有採用人痘接種的方法預防天花的記載。傳說宋真宗時代（西元 998-1022 年），丞相王旦諸子均殤於天花，他晚年又得一子，深恐再失，便探問良方，以避天花。人稱有四川峨眉山神醫能種痘免花，百不失一。於是，王旦遣人敦請神醫到京種痘，種痘後七日發，至十二日結痂而愈，此法後來便流傳於世。十七世紀，人痘接種法傳到歐洲，逐漸為人們所接受。十八世紀法國著名思想家伏爾泰曾積極提倡人痘接種。1796 年，英國醫生琴納（E. Jenner, 1749-1823）在人痘接種術的啟發下，發明了牛痘接種法，為預防天花提供了安全有效的方法。

---

[10]　【法】杜赫德編，《耶穌會士中國書簡集‧第一卷》（鄭州：大象出版社，2001），頁 287-289。

　　在牛痘接種法發明後不久，英國東印度公司的船醫皮爾遜（A. Pearson, 1780-1874）於 1805 年在澳門開展牛痘接種，並且還撰寫了一本宣傳牛痘術的小冊子，由斯坦頓（G. Staunton, 1781-1859）翻譯，於同年刊行。[11]

　　皮爾遜認為，中國有人痘接種的傳統，老百姓對預防天花的方法是熟悉的，要使西醫在中國立足，選擇牛痘術介紹給中國人是最好的辦法。1806 年，皮爾遜雇傭了邱熺等中國人，在廣東各地推行牛痘接種。在邱熺等人的協助下，皮爾遜不僅在當地工作，還出診到附近的鄉村行醫種痘。邱熺於 1818 年獨立開辦種痘診所，一生以種痘為業，在當地影響頗大。當時的兩廣總督阮元曾贈匾賦詩贊曰：

　　阿芙蓉毒流中國，禁之仍恐禁未全。若得此丹傳各省，稍將兒壽補人年。[12]

　　牛痘接種法隨之在中國各地陸續得到推行（表 2-2），許多教會醫院都開設了種痘科，或每週定期開放種痘門診。

表 2-2　牛痘接種術在華的早期傳播

時間（西元年）	地點
1805	澳門
1815	廣州
1841	上海
1861	肇慶
1863	佛山
1864	北京
1882	九江
1883	宜昌
1886	鎮江
1890	成都

[11]　張大慶，〈《英吉利國新出種痘奇書》考〉，《中國科技史料》（2002），23（3）。
[12]　彭澤益，〈西洋種痘法初傳中國考〉，《科學》（1950），32（7）。

　　嘉約翰談到他們在廣州一帶從事種痘業時說：「種痘的效果已被人們充分地瞭解，並在廣州及其附近地方得到贊許，可能在全省都是如此。」中國醫生黃寬在 1878 年的報告提及牛痘業在廣東一帶的情形，他說，最近十五年來，種痘術已經深入各個階層及各種人群，從最高層到最低層，不論他們是居住在陸上還是居住在水上。在目前可以估計，大約有 95% 以上的城市兒童接受種痘的好處，兒童種痘的年齡一般在兩歲，最早的在四至五個月。在城裡有很多人從事這項工作，在鄉間人們對種痘的信任已有很大的進步。至二十世紀初，「牛痘接種已推進到最落後的遙遠的鄉村僻壤。」

　　如果說牛痘接種術的傳入屬於實用技術層面的話，醫院的建立則是西醫觀念、制度和醫療實踐方式的全面引進。

　　鴉片戰爭之前，只有澳門、香港、廣州等少數地區有傳教士建立的西醫醫院和診所。如 1820 年馬禮遜與東印度公司的醫生李文斯敦（J. Livingstone）在澳門辦診所，主要診治眼病，1825 年診所因李文斯敦去世而關閉。1827 年東印度公司醫生郭雷樞（T. Colledge）在澳門開辦的眼科診所。1835 年，耶魯大學的醫學和神學博士伯駕（P. Parker）創辦的廣州眼科醫局（即廣州博濟醫局的前身）。雖然這些醫院因在眼科和外科治療上療效頗佳，已獲得了一定的聲譽，但總體上影響不大。

　　鴉片戰爭以後，隨著一系列不平等條約的簽定，清政府被迫開放通商口岸，西醫醫院作為外國教會進入中國的一個主要途徑，陸續在中國各地建立，從通商口岸延伸至內地。

　　表 2-3 為 1840 年至 1911 年間，西方國家在中國建立教會醫院的大致情況。[13]

---

[13] 此表根據同仁會編，《中華民國醫事綜覽》（1935）；王吉民、伍連德，《中國醫史》（1932）等資料綜合而成。

表 2-3　教會醫院及其建立時間

省	年份	醫院名稱	省	年份	醫院名稱	省	年份	醫院名稱
江蘇	1843	上海仁濟醫院	山東	1892	濟南華美醫院	河北	1888	北京同仁醫院
	1864	上海公濟醫院		1893	濟寧巴可門醫院		1861	北京施醫院
	1865	上海同仁醫院		1897	臨清華美醫院		1893	北京婦嬰醫院
	1880	上海虹口醫院		1882	衛氏博濟醫院		1886	北京安定醫院
	1885	上海西門婦孺醫院		1901	黃縣懷麟醫院		1888	北京道濟醫院
	1904	上海廣仁醫院		1887	濰縣基督教醫院		1902	北京普仁醫院
	1904	上海廣慈醫院		1894	青島天主堂養病院		1881	天津馬大夫醫院
	1892	南京鼓樓醫院	湖北	1878	漢口仁濟醫院		1882	天津婦嬰醫院
	1883	蘇州博習醫院		1880	漢口普愛醫院		1875	天津英源醫院
	1899	蘇州婦孺醫院		1866	漢口診所		1903	天津大仁醫院
	1897	蘇州福音醫院		1869	漢口協和醫院		1899	通州醫院
	1908	無錫普仁醫院		1858	漢口天主堂醫院		1903	博施醫院
	1888	淮陰仁慈醫院		1902	漢口同仁醫院		1909	道生施醫院
	1905	徐州福音醫院		1888	武昌仁濟醫院		1903	昌黎廣濟醫院
	1902	宿遷仁濟醫院		1909	大冶普愛醫院		1902	保定思羅醫院
浙江	1881	杭州廣濟醫院		1897	孝感仁濟醫院		1903	保定思侯醫院
	1844	寧波華美醫院		1895	安陸普愛醫院		1903	邢臺福音醫院
	1890	寧波仁濟醫院		1879	宜昌普濟醫院	福建四川	1848	美以美會福州診所
	1900	台州普濟醫院	河南	1905	開封內地會醫院		1850	英聖公會福州診所
	1898	溫州白累施醫院		1904	沁陽恩賜醫院		1878	漳浦源梁醫院
安徽	1881	蕪湖醫院		1903	確山醫院		1885	霞浦基督教女醫院
	1897	合肥基督教醫院		1901	汲縣惠民醫院		1885	福寧醫院
	1899	安慶同仁醫院		1903	駐馬店普濟醫院		1887	福州柴井醫院
	1905	安慶廣仁醫院	廣東	1859	廣州博濟醫院		1887	南台島塔亭醫院
	1908	懷遠民望醫院		1867	汕頭福音醫院		1888	廈門韋伯希醫院
江西	1890	南昌法國醫院		1881	汕頭蓋世醫院		1892	漳浦醫院
	1892	九江生命活水醫院		1885	佛山韋氏教會醫院		1893	古田懷禮醫院
	1882	九江法國醫院		1885	瓊州福音醫院		1898	建歐基督教醫院
山西	1911	太原博愛醫院		1886	合浦普仁醫院		1901	閩清善牧醫院
	1883	太谷仁術醫院		1888	東莞普濟醫院		1902	廈門救世醫院
	1903	汾州醫院		1890	廣東北海醫院		1902	屏南婦幼醫院
	1905	遼縣友愛醫院		1892	揭陽真理醫院		1904	仙游美以美女醫院
湖南	1906	益陽信義醫院		1892	廣州壁格萊醫院		1909	羅源醫院
	1898	常德醫院		1896	廣州夏葛婦孺醫院		1896	成都婦孺醫院
	1905	湘潭惠景醫院		1899	廣州柔濟醫院		1894	成都存仁醫院
	1907	岳陽普濟醫院		1902	陽江博濟醫院		1894	樂山仁濟醫院
	1903	衡陽仁濟醫院	廣西	1911	南寧道救醫院		1902	綿縣寬仁女醫院
	1905	零陵普愛醫院		1903	梧州西教醫院		1909	綿縣仁澤醫院
	1907	郴縣惠愛醫院		1903	梧州思達公醫院		1903	三台仁慈醫院
陝西	1899	長安廣仁醫院		1911	桂林道生醫院		1905	三台仁慈女醫院

在民國前，作為西醫傳播主要途徑的教會醫院已分布到中國的大多數省份，從鴉片戰爭前的少數幾家，迅速增加到一百多家。據 1905 年（光緒三十一年）的統計，教會醫院業已遍及全國二十多個省區達一百六十六所，診所兩百四十一個，教會醫生三百零一名（男兩百零七人，女九十四人）。

二、西醫的本土化進程

醫學是一門實踐性很強的科學。西方醫學知識和醫療技術的傳入，不僅需要獲得醫學界、知識界的認可，而且還需要得到廣大普通百姓的認同。這種認可與認同的過程可被看作是西醫的本土化過程，即外來的醫學知識與技術如何被接受和適應於異質的環境。近代西醫的本土化進程可分為兩個階段，前一階段以傳教士為主導，而後一階段以政府為主導。

西方傳教士為了擴大西醫在中國的影響，積極宣導西醫的教育與譯介西醫書籍。傳教士醫生感到單純辦醫院，並不能改變中國人對待西醫的態度，只有推行醫學教育才能從根本上改變這種狀態，於是，許多教會醫院從單憑眼科與外科手術吸引病人，擴展到通過醫學教育、普及衛生知識等來擴大影響，開始在醫院或診所招收中國學徒，教授西醫學知識。1837 年伯駕在眼科醫局招收中國學生，1839 年合信在廣州惠愛醫院招收生徒傳授醫術。1845 年，麥高恩（D. Macgowan）在得到一批捐贈的書籍、圖片、解剖模型後，便利用這些解剖模型、圖片和書籍，在寧波大力宣傳西方醫藥，對象主要是寧波開業的中國醫師，他給他們講授人體解剖和生理知識，希望能提高他們對西方醫藥的興趣和認識。他明確指出，「不應該認為教會醫務人員工作的重要部分僅僅限於內外科的實施，應該對當地的開業醫師在解剖學和生理學上進行講授，用他們自己的語言學習醫學和有關科學……。」他還印刷發行一份中文月刊雜誌，介紹西方科學、醫學和宗教，配合他在寧波開展的宣傳活動。漢口的史密斯（F. Smith）醫生通過開會、示範以及交換書籍與當地醫生增進交流，宣傳西醫知識，並試圖與中醫攜手合作。

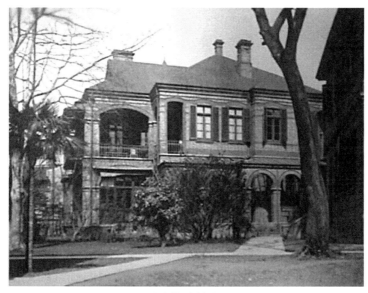

圖2-1 上海聖約翰大學醫學院

　　據1887年尼爾的調查，在六十所教會醫院中，有三十九所兼收生徒，但每個教會醫院培養的生徒數量很少。這種學徒式的訓練方法成效不高，而且培養出來的學生亦不能滿足當時醫療上的需要。十九世紀六〇年代以後，教會醫學校在各地陸續建立（見表 2-4），成為西醫傳播和本土化的基地。

表2-4 二十世紀以前建立的教會醫學校

年	名稱	地點	教派（或創辦人）
1866	博濟醫學校	廣州	美國公理會
1883	蘇州醫院醫學校	蘇州	美國美以美會
1884	廣濟醫學校	杭州	美國安立甘會
1887	西醫書院	香港	英國倫敦會
1889	斯密斯紀念醫院附醫學院	南京	Beebe R. C.
1890	濟南醫學校	濟南	英國浸禮會
1891	蘇州女子醫學校	蘇州	美國監理會
1896	聖約翰大學醫學院	上海	美國聖公會
1899	廣東女子醫學校	廣州	美國長老會

　　二十世紀以後，隨著西醫學的進步，大學醫學教育得到進一步重視，尤其是注意到培養醫學生需要更高的標準。在中國建立的醫學校能培養出高品質的醫學生，是西醫本土化的一項重要標誌。因此，胡美（E. Hume）在創建湘雅醫學院時說：「醫療工作只能按最科學的路線才能實施。對我們來說，這意味著只能遵循約翰‧霍普金斯的標準。我們的醫療及教育工作，必須按照教育、研究的最新知識、最科學的標準進行。」據 1913 年的統計，在華教會醫學校增加到二十三所，各類護士學校、藥學校、助產學校三十六所。為了促進西醫教育和西醫知識的傳播，許多傳教士醫生認為中文教學要優於英文。

　　編譯醫學著作和出版中文醫學刊物，也是西醫本土化的一條重要途徑。早期的醫書大多為傳教士醫生編譯。合信翻譯的醫書系列《全體新論》、《西醫略論》、《內科新說》、《博物新編》與《婦嬰新說》為近代西醫著作在中國傳播之最有影響者。1845 年，英國人狄克編撰《中英醫學辭彙》使中國醫生對西醫術語有所認識。1859-1899 年間，嘉約翰編譯了《西醫略說》、《割症全書》、《化學初階》、《內科全書》、《病症名目》和《西醫名目》等二十餘種醫書。上海江南製造局出版了英國人傅蘭雅（J. Fryer）與趙元益合譯的《化學衛生論》、《西藥大成》、《內科理法》等。英國人德貞編譯了《全體通考》、《西醫舉隅》、《續西醫舉隅》、《英國官藥方》等。丁福保從日文翻譯西醫著作數十種，收集於《丁氏醫書叢書》中。據粗略的統計，從十九世紀五○年代至辛亥革命前，大約有一百餘種外國醫學譯著在中國傳播。

　　1868 年，嘉約翰在廣州編印《廣州新報》，主要介紹西醫西藥知識。1884 年改名為《西醫新報》，當為中國最早的西醫刊物。1872 年，北京教會施醫院編輯發行《中西見聞錄》，傳播西醫知識，此報後遷至上海，更名為《格致彙編》。1886 年，中國博醫會成立後，由嘉約翰牽頭創辦《博醫會報》於上海，是十九世紀末在中國公開發行的唯一西醫學學術刊物，當時許多西醫臨床進展、診斷治療的方法都是通過《博醫會報》介紹到中國來的。

　　十九世紀六〇年代以後，隨著洋務運動的興起，西學的傳播從以傳教士為主導轉變為以朝廷官員為主導。洋務派在北京、上海、廣州、福州、天津等地設立學堂，教授西學。1865 年，北京同文館增設「醫科」，聘請德貞主講解剖、生理。1888 年，李鴻章在天津創辦北洋醫學堂，成為中國第一所官辦醫學校，1892 年更名為海軍醫學校。1902 年，清政府又在北京創辦北洋醫學校，後移至南京更名陸軍醫學校。李鴻章十分重視西醫在中國的發展，他在回復香港西醫書院（College of Medicine for Chinese, Hong Kong）請他做「名譽贊助人」的信中曾表示：「蓋此種由於永注於科學原理以行診斷之美滿收穫，即足以保證其補救在解剖學及化學純理研究之不足，而其結果，將使智識由黑暗為炳耀，天津醫學館即一光輝之例，因其能使西方科學之利益，沾惠於中國醫學之實用也。」李鴻章觀點反映了清政府引進西醫的積極態度。

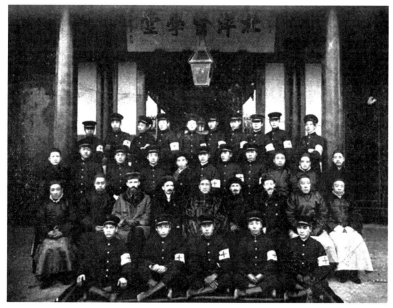

圖 2-2　北洋醫學堂

醫學期刊是傳播近代醫學、普及衛生知識的重要途徑。二十世紀初，中國醫生開始自辦醫學期刊，如 1907 年中國國民衛生會編輯出版的《衛生世界》，1908 年梁慎餘創辦的《醫學衛生報》、陳繼武在上海創辦的衛生常識刊物《衛生白話報》、汪惕予創辦的《醫學世界》，1910 年顧實秋在上海主編的《上海醫報》、廣州梁培基、陳垣、潘達微創辦的《光華醫事衛生雜誌》以及醫藥學會創辦的《醫學衛生報》等。

1912-1937 年是中國西醫藥期刊發展成長時期。辛亥革命後，西醫醫院和西醫學校日趨增多，加以新文化運動的影響，西醫藥期刊如雨後春筍勃然興起，尤以 1928 年南京國民政府設衛生部後，西醫藥期刊的出版數量驟增。據不完全統計，1912-1937 年 25 年間出版西醫藥期刊兩百三十七種，僅 1928-1937 年這十年間出版即達一百六十九種之多，幾乎是此前十五年的二點五倍。影響較大且歷時在二十年以上者有《廣濟醫報》（1914 年）、《中華醫學雜誌》（1915 年）、《中華護士季報》（1920 年）、《民國醫學雜誌》（1923 年）、《衛生月刊》（1920 年）、《醫藥學》（1924 年）、《麻風季刊》（1927 年）、《醫藥評論》（1929 年）等多種。

此外，新聞報紙的醫學副刊，對於促進醫藥衛生知識的普及、介紹防病治病常識起到了重要作用。如 1919 年上海《時報》隨報分送的《醫學週刊》為最早的醫學副刊。後來《申報》、《世界日報》、《新中華報》、《大公報》、《時事新報》、《浙江商報》、《中央日報》、《山東日報》、《上海晨報》、《北平晨報》、《中國日報》、上海《新聞報》、河南《民國日報》等先後開闢了定期出版的醫學副刊專欄。

西醫本土化另一個重要標誌是中華醫學會的建立。早在 1838 年，在華的傳教士醫生就成立了「中國教會醫事會」。1845 年，香港的傳教士醫生又成立了「中國內外科協會」，但這兩個協會都是地方性組織。1886 年，傳教士醫生在上海成立了一個全國性的「中國教會醫學聯合會」（China Medical Missionary Association，簡稱博醫會），並設立了北京、上海、武昌、廣州、福建等分會，出版《博醫會報》（*China*

Medical Missionory Journal）。雖然該會有宗教色彩，但它作為一個醫學社團，對近代西醫在中國的傳播與發展有著重要影響，許多中國醫生也是博醫會會員。

二十世紀初，隨著留學生的回國和國內培養的西醫醫生的增加，中國的西醫隊伍迅速成長，並成為醫療衛生事業中主導力量。西醫醫生認識到成立中國自己的醫學團體的必要性，1910 年，伍連德計畫組織一個中國醫生組成的機構，並草擬定了學會章程。1913 年他在北京成立中華醫學會，但這僅是個地方性的社團。1914 年，顏福慶、俞鳳賓，伍連德等聯名發起組織全國性的醫學會。1915 年，在博醫會雙年度大會期間，伍連德等在中國醫生出席的午餐會上提議成立全國性的中華醫學會，得到與會者的一致贊同，是年中華醫學會成立，並出版發行《中華醫學雜誌》，作為學會的學術期刊。除中華醫學之外，早期的醫藥團體還有：中華民國醫藥學會（1915 年成立）、中國藥學會（1908 年在日本東京成立，1921 年遷回國內）、中華護理學會等。1929年，全國醫師聯合會在上海成立，十七個省四十一個醫師團體參加。其宗旨是：促進醫藥研究；會員之間在權益受到侵害時互相支持，保護開業醫師；協助政府制定關於管理醫藥業務的法規。醫師聯合會還擬定了醫師暫行條例，規定了醫師的資格、義務、行醫保障與懲罰措施[14]。

三、中西疾病觀念的碰撞

中醫對疾病的解釋是基於臨床觀察的經驗歸納，再借助於陰陽五行學說進行類比與思辨推理。例如，人們從日常生活和臨床觀察中獲得了疾病與季節有關的經驗，《周禮・天官》說：「四時皆有癘疾：春時有痟首疾，夏時有癢疥疾，秋時有瘧寒疾，冬時有上嗽氣疾。」中醫根據受寒之後容易生病的經驗，將「寒」與「病」聯繫起來，認為「傷寒」就是外感風寒引起的發熱性疾病，而各種熱病又可以按照發

---

[14] 〈全國醫師聯合會所擬醫師暫行條例〉，《中華醫學雜誌》（1931），16（1）。

病的季節加以區分：凡傷於邪氣立即發病者稱為「傷寒」，傷於邪氣暫不發病，而到春天發作者稱為「溫病」，傷於邪氣到夏天發作者則稱為「暑病」。中醫將日常生活中所見天氣寒冷時河水凝結、滴水成淩的現象，引申為寒性凝滯；從「風者善行而數變」，推論「風為百病之長也，至其變化，乃為他病。」認為「濕者，天之陰雨宿霧，地之山澤蒸汽，常住水濕，或冒雨霧而生，勞傷汗出，衣裡濕冷，皆能為病。」這些由經驗所得，借助援物類比而抽象的理論，可以通過生活經驗得到「驗證」，用這一理論解釋疾病、指導臨床診療工作是有效的。然而，中醫的六淫、七情、外感、內傷等概念，還不能等同於科學理論，正如不能把有效的生活經驗稱之為科學理論一樣。由於歸納臨床觀察資料的主要是定性而不是定量，歸納所得的規律比較模糊，為多種解釋提供了空間。

　　作為中醫理論基礎的陰陽五行學說，是以古代樸素的整體觀念和辯證法為架構的，人體生理功能與病理現象的詮釋皆依據於此。然而，這種在「援物類比」的方法學上建立的理論體系也存在著其天生的弱點，即對人體的構造缺乏精細的認識，加上「身體髮膚，受之父母，不敢毀傷」觀念的影響，作為醫學最基礎的人體解剖學在中國一直未能得到充分的發展。近代醫家丁福保歎道：

> 古之論骨也，曰：天有三百六十五度，人骨節數亦三百六十五，隱以配天；夫人骨數僅二百餘，童稚略授以生理學者類能言之。男若女，老若稚，其骨數之多與寡且異「據上文，此處似應作『多與寡且不異』方是。顏案」。其論脈也，分寸關尺三部，曰：寸屬心肺，關屬肝膽，尺屬腎，而不知脈之為用，以驗周身之病則可，曰某脈屬於某臟則不可。其論消化也，曰脾動磨胃，不知胃液膽液，鹹具有消化力，磨胃之說何證？其論心也，謂有七孔三毛，晉王叔和遂以七孔上應北斗七星，三毛上應三台，穿鑿附會，貽誤後學。

　　清末醫學家王清任（1768-1831）已認識到「業醫診病，當先明臟腑，嘗閱古人臟腑論及所繪之圖，立言處處自相矛盾。」深感「著書不明臟腑，豈不癡人說夢。治病不明臟腑，何異盲人夜行。」因此，他觀察了因染疫而亡的兒童屍體三十餘具，還三次去刑場觀察犯人的屍體，「始知醫書中所繪臟腑形圖，與人之臟腑全不相合，即件數多寡亦不相符」，並更正之，於 1830 年著成《醫林改錯》，「惟願醫林中人，一見此圖，胸中雪亮，眼底光明，臨症有所遵循，不致南轅北轍，出言含混，病或少失。」[15] 實際上，在《醫林改錯》中，王清任僅僅是觀察屍體，並未進行實驗解剖，因此，《醫林改錯》並沒有達到他所期望的影響，更談不上改變傳統的中醫學體系。

　　隨著西醫的傳入，西醫的病因、病理學說在解釋疾病，尤其是解釋局部病變引起的病症方面以及對傳染病的病因、病理的解說方面顯示出明顯的優勢。受過西醫教育的醫生將中醫看作是不科學的「舊醫」，認為「吾國舊時醫籍，大都言陰陽氣化，五行五味生克之理，迷亂恍惚，如蜃樓海市，不可測繪，支離轇輵，如騤鼠入郊牛之角，愈入愈深而愈不可出。」並指出：

> 有腸窒扶斯菌（即傷寒桿菌）集於小腸內，則為傷寒；有赤痢疾菌生於大腸內，則為痢疾，而醫者尚執捕風捉影之舊說也；瘋癲由於腦髓病，而醫者以為痰迷也；瘟疫與瘧疾，由於微生物，而醫者以為神鬼為癘也；中風一症，靈素仲景之書皆主於風，劉河間則主於火，李東垣則主於氣虛，外受風邪，朱丹溪則主於痰濕，而不知其病源由於腦髓中裂一血管，血壓腦髓所致也；此無他，以訛傳訛之古人誤之也；欲正其誤，宜講病理學、內科學。[16]

---

[15] 王清任，《醫林改錯》（北京：人民衛生出版社，1991），頁 1-5、47-48。

[16] 〈醫學補習科講義・緒言〉，轉引自陳邦賢，《中國醫學史》（影印版，北京：商務印書館，1998 年），頁 258。

　　一些激進的醫學家認為中醫是「舊醫」，是封建文化的一部分，提出了「廢止中醫」的主張。其中言行最為激烈的是余雲岫。余雲岫（1897-1954），浙江鎮海人，早年赴日本大阪學醫，回國後任公立上海醫院醫務長，上海醫師公會第一任會長，南京國民政府中央衛生委員會委員，內政部衛生專門委員會委員，教育部醫學教育委員會委員，《中華醫學雜誌》編輯主任等職務。余氏留學日本期間，目睹了日本近代醫學的興盛，並認為這是日本明治維新時代廢止了漢方醫的結果，因此認為只有廢止中醫，中國的醫藥衛生事業才能發展。余雲岫從批判中醫的立場出發系統地研讀了中醫經典，旁及文字考據之學，於1917年撰寫了《靈素商兌》，對《內經》的陰陽五行、臟腑經絡等基本理論進行了全面批判。他將當時的西醫理論與中醫理論進行比照，以西醫知識作為衡量正確與否的標準，比照的結果是《內經》「無一字不錯」。他的觀點得到了當時不少醫學界人士的支援。

　　余雲岫以西醫病因病理學理論為依據，對六氣致病的觀點作了辨析，他將六氣致病的原因分為直接原因、間接原因和誘因三類，認為：

> 直接原因致病並不常見，只有在六氣之變化極其劇烈為人類所不能抵抗者，始足以使人致病，如嚴寒時之凍傷、近火者之燒傷以及酷暑時之中暑等。……間接原因導致的疾病較多，如夏秋之交，氣溫高濕度大，微生物容易生長，飲食諸物，腐敗極易，故胃腸諸病，夏秋較多。加之蒼蠅蚊蚋，增殖極繁，最易傳播病毒，古瘧痢等病，亦以夏秋為多。……誘因者，疾病種子，幸遇身方強固，難以發展，一旦遭逢他病，則授寇賊以機會，乘時蠢動以成病也。如肺炎之雙球菌，健康之肺中，亦嘗有之，然不為禍害，一罹感冒，則乘主人之隙，發為肺炎者，往往而見。癆病之菌，百中已有九十人侵居體內，然往往靜居蟄處，不見其害，迨一罹他病，如麻疹如肺炎如重篤之感冒如傷寒等病之後，往往病勢驟進。[17]

---

[17] 余雲岫，《醫學革命論初集（第三版）》（上海：余氏研究室出版，1950），頁167。

余氏論點主要以機械唯物論和實證主義的方法論為基礎，其觀點偏激，文字刻薄，引起了中醫界的普遍反感，許多中醫學家紛紛撰文，與之進行了針鋒相對的論戰。

第一個與余雲岫論戰的是惲鐵樵。惲鐵樵（1879~1935），字樹玉，江蘇武進人，早年任商務印書館編譯員，曾任《小說月報》主編，後因喪子而發憤學醫，成為著名的兒科臨床家和中西醫匯通派的重要醫家。他與余雲岫的論爭，收載在《群經見智錄》中。惲氏有較深的中西文化底蘊，他對《內經》的研究，一改過去「以經解經」的方法，不在文字、概念上作文章，而是探索古人對生命現象的解析。他認為：「少壯老病已，生長化收藏」是《內經》的理論精華，人的生命活動，與四時變化密切相關，四時是全書的總綱，五行、五臟、六氣，都是與四時相配，說明四時的。「《內經》之五臟非血肉之五臟，乃四時的五臟」，這種解釋不僅揭示出《內經》的核心理論是從總結自然界最一般的變化規律而來，也為對認為《內經》是「玄學」的觀點進行了批駁，勾勒出中醫理論屬於自然哲學的本質特徵。他指出，中西醫是兩個基礎不同的醫學體系，中醫的臟腑與西醫的解剖概念不能一一對應、以此釋彼，因此，余雲岫對中醫的攻擊，是無的放矢。

楊則民（字潛庵，1893-1948）則進一步指出：

> 蓋中醫診病為總合的統一的觀察，故重症候，而輕言病所，即言之亦疏闊而不詳；外醫為分析的局部的觀察，故重病所而輕言症候，即言之亦為診斷疾病之用。中醫為生物學的方法，視身體為整個的而不容分割，故局部病亦視為全身病之局部透現；外醫為理化學的方法，視全身病亦欲求得其單一之病原與病灶。中醫為變動的生機的觀察，故治無故常、無定法，唯變為適，其智以圓。外醫為靜止的機械的觀察，故治有定準，有定法，規定森嚴，其行以方。中醫尚自然，雖無毒治病，亦十去其九而止，故重機能而輕言病毒，以醫為自然之僕。外醫尚人功，雖解熱而猶用毒藥，故重器械而主用毒殺菌，以醫為征服自然

之王。二者之不同如是，而謂中醫可科學化乎？

該文於 1933 年首次發表後，引起了醫學界的重視，有十多家刊物登載。

面對以近代科學為基礎的西醫知識體系和疾病理論的衝擊，中醫學界除了少數固守經典者之外，多數人或多或少接受了西醫的生理病理學觀點，其中最具代表的是中西醫匯通派。

中西醫匯通思想與明末清初天文學中西匯通的主張和晚清洋務派的觀點有思想淵源，但對近代中醫界影響最大的還是中醫界本身的人物唐宗海（字容川，1846-1897）。唐氏認為，西醫與中醫互有優劣，主張「損益乎古今，參酌乎中外，以求盡美盡善之醫學」。他的著作《中醫匯通醫書五種》廣為流傳，使得中西匯通的思想在中醫界產生了很大影響。然而，唐氏的基本思想是厚古薄今、重中輕西，因此，很難客觀地評價中西醫的長處和不足。

惲鐵樵對兩種醫學本質特徵的理解較唐氏更為深刻。他指出：「西醫之生理以解剖，《內經》之生理以氣化」。「蓋《內經》之五臟，非解剖的五臟，乃氣化的五臟」。「故《內經》之所謂心病，非即西醫所謂心病，西醫之良者，能愈重病，中醫治《內經》而精者，亦能愈重病，則殊途同歸也」。「西洋醫法以病灶定名，以細菌定名，中國則以臟腑定名，以氣候定命，」因此，「今日之中西醫皆立於同等地位。」同時，他認為吸取西醫之長，與西醫化合，是中醫改革的必由之路：「居今日而言醫學改革，苟非與西洋醫學相周旋，更無第二途徑」。「中醫而有演進之價值，必能吸取西醫之長，與之化合」。另一位著名中西匯通醫家張錫純（字壽甫，1860-1933）在所著的《醫學衷中參西錄》中力舉「衷中參西」的醫學思想，即以中醫理論和治療方法為本，參考西醫知識和藥物，來提高臨床治療水準。

繼中西匯通派後，中醫界相繼有人提出「改良中醫」、「中醫科學化」、「創立新中醫」等主張，這些人出自維護中醫的立場，試圖借助近代醫學知識來改良或改造中醫，促使中醫體系變革。最早提出「中醫科學化」口號的是丁福保（1874-1952），1939 年，他在為《國藥新生》

創刊號寫的發刊詞中說道：「中西醫藥溝通之呼聲逾四十年，吾人主張溝通中西醫應自中醫科學化始亦四十年」。「然所謂科學化者非僅徒脫空言，必求之實際。即醫說必循生理、病理學之正軌，方劑須循理化學、生物學之原則，……至少限度，吾新中醫界在理論方面應接納傳染病學說、內分泌說、維他命說，在治療方面應採取各種特效療法。」很明顯，他認為中西醫溝通的前提是中醫向西醫看齊，才能實現中醫的科學化。許多著名中醫都贊同「中醫科學化」的主張，如：陸淵雷、譚次仲、施今墨、時逸人、高德明、葉橘泉、楊醫亞、何雲鶴、梁乃津等。大部分主張「中醫科學化」的人認為：中醫的經驗是寶貴的，但是理論不科學。應當用當代科學方法來整理中醫，使得它的理論系統化、科學化。

第三節　近代醫學觀的社會影響

以病理解剖為基礎的「病灶」理論與以微生物和寄生蟲為基礎的病原生物學理論，是近代診斷技術、外科、傳染病和公共衛生等領域取得重大突破的思想核心，也是國人比較中西醫學長短的參照系。近代中國西方醫學和衛生觀念的傳播，遠遠超越了醫界的範圍，不僅成為科學啟蒙和新文化運動的重要組成部分，也是社會觀念和制度變革的理論資源。

一、近代醫學觀的社會化

早在洋務運動時期，「洋務派」就對西醫以科學原理為基礎的診斷治療技術表現出極大的興趣並將創辦西醫教育作為洋務運動一個組成部分。李鴻章在 1889 年給香港西醫書院（College of Medicine for Chinese, Hong Kong）執事的回信中，提到「愚意，此醫學當與其姊妹科學之化學，同予注重，非第須瞭解其如何組合，且須明瞭其如何分析；蓋不如此，不足使其於診斷病症及準備醫療上，臻於更大之精確性也。……蓋此種由於永注於科學原理以行診斷之美滿收穫，即足以保證其補救

在解剖學及化學純理論研究之不足，而其結果，將使智識由黑暗為炳耀，天津醫學館即一光輝之例，因其能使西方科學之利益，沾惠於中國醫學之實用也。」[18] 他在 1890 年為《萬國藥方》所作的序中指出：

> 漢書藝文志列方技為四種，凡經方十一家……跡其撰錄非不粲然雄觀，然以意進邐病機，憑虛構象，非實測而得其真也。泰西醫學有長官、有學堂，又多世業孤學，藏真府俞悉由考驗，湯液酒醴更極精翔，且俞跗治疾，割皮解肌，湔浣腸胃，此法久逸。而彼方於腫瘍、金瘡、折傷、潰瘍之石藥劀殺尤得其傳，且於草木金石之原則化質，一一格致微眇，務盡其實用，非僅以炮製為盡物性，則尤中土醫士所未逮者，予久偉其用心之精而立法之善矣。

由此可見，李鴻章十分推崇以科學為基礎的西醫，對中醫不以為然。不過，作為傳統體制的維護者，他也希望中醫能吸取西醫之長，並提出了「合中西之說而會其通，以造於至精極微之境」的「中西醫匯通」的思想。

在晚清官吏和士大夫階層中，提倡西醫批評中醫的事態已初見端倪。桐城派後期作家吳汝綸（字摯甫，1840-1904）在《尺牘·答蕭敬甫書》中說：「今西醫盛行，理精鑿而法簡捷，自非勞瘵痼疾，決無延久不瘳之事。而朋友間至今仍多堅信中國含混醫術，安其所習，毀所不見，甯為中醫所誤，不肯一試西醫，殊可悼歎。」在《與廉志卿書》中指出：「令弟如系肺疾，應就西醫，並移居海濱，借海風所涵碘質以補益肺，嘗服麥精魚油以調養，仍戒勿用心，勿受外感。此病甚不易治，中醫不解，亦無徵效之藥；其雲可治，乃隔膜之談。若西醫用聞症筒細心審聽，決為可治，乃足信耳。」

---

[18] 李鴻章，〈致香港西醫書院掌院書〉，見於 1899 年《德臣西報·剪稿》，轉引自羅香林，《國父之大學時代》（台北：商務印書館，1955），頁 11-12。

改良派的著名人物鄭觀應在《盛世危言・醫道》中從醫理醫法、解剖、大腦與心血管系統的功能、治療和病症分類五方面數列了中醫不如西醫之處。

> 西國醫理、醫法雖與中國不同，得失亦或互見。然事實求是，推念病源，慎重人命之心，勝於中國之漫無稽考。……西醫論人身臟腑、筋絡、骨節腠理，如鐘錶機輪，非開拆細驗，無以知其功用及致壞之由。……今中國習醫絕無此事，雖數世老醫，不知臟腑何形。遇奇險不治之症，終亦不明病源何在。……西醫內症更持機器於腕中，以辨聲音之虛實；置寒暑表於口內，以察臟腑之寒溫。一切藥性病源無不本化學研究而出，故考求有素，識見自真。[19]

由此可見，晚清官吏和士大夫階層已接受了西醫的病理解剖學、診斷學和治療學理論，這種觀念也影響到他們對中醫的不信任態度。

改良派認為西醫不僅是一種醫學體系，而且也是富國強民的重要途徑。梁啟超認為：「故不求保種之道則無以存中國，保種之道有二，一曰學以保其心靈，二曰醫以保其身軀。」他還指出：「凡世界文明之極軌惟有醫學……醫者純乎民事也，故言保民必自醫學始。」1897 年，劉楨麟在為《新知報》撰寫的「富強始於衛生論」一文中指出：「欲治天下必自治國始，欲治國必自強民始，欲強民必自強體始。強體之法，西人醫學大昌，近日駸駸乎進於道矣。」[20] 於是，與「科學救國」、「教育救國」和「實業救國」的綱領一樣，「醫學救國」成為醫學界參與社會變革的行動綱領。

---

[19] 夏東元編，《鄭觀應集》（上海：上海人民出版社，1982），頁 520-523。

[20] 轉引自趙洪鈞，《近代中西醫論爭史》（石家莊：中西醫結合研究會河北分會，1983），頁 72。

二、政府與學界的態度

民國以後，西醫獲得了醫學的主導地位，民國政府採用西方的醫療衛生體制建構起新的國家衛體系。「五四」前後的文化氛圍導致主流知識界極力提倡新醫學的發展，他們認為醫學沒有中西之分，只有新舊之別；只有玄學的醫學和科學的醫學之區別。民國政府的西化策略，還可以從孫中山、汪精衛等政界人物及胡適、梁啟超、嚴複等學界領袖的言論中得以體現，從而影響到民眾對中西醫學的重新認識。

孫中山 1892 年畢業於香港西醫書院（College of Medicine for Chinese, Hong Kong），是第一位領到香港醫師執照的中國人，後在澳門鏡湖醫院行醫。受過系統西醫教育的孫中山對待中醫持不信任的態度，即便是在生命最後的日子裡，亦拒服中藥。

> （民國十四年二月）十七日，（孫中山）病狀如恒，浮腫亦退，然當晚十一時，（協和醫院）院長劉瑞恒竟致一書於孔庸之暨先生家族及國民黨，謂先生之病將絕望，蓋以雷錠本系最後治療，而其用以四十八小時為限，今用雷錠已四十餘小時，仍無效果，故斷為絕望也。至是侍疾諸人皆主改服中藥，先生以在院既受西醫診視，而陰服中藥，是不以誠待人也！堅主出院，始服中藥，乃決議出院，遷居行館。

出院以後，面對「侍疾諸人皆主改服中藥」的壓力，孫中山接受過中醫的診治，但他與中醫葛廉夫的對話和對待中醫診療的態度，顯示了孫中山臨終前篤信西醫的信念。孫中山問：「餘生平未服過中藥，恐不能接受，欲以君之藥方，轉示西醫使師君之法，改用西藥，以為如何？」葛廉夫答說：「鄙人不知西醫西藥能代與否，不敢妄答。」後來，

> 家屬及好友同志多以醫院既經宣告絕望，仍當不惜採取任何方法，以延長先生壽命。於是有推薦陸仲安者；因陸曾醫治胡適

博士，若由胡進言，先生或不峻拒。……胡乃偕陸同往。胡先
入臥室進言。先生語胡曰：『適之！你知道我是學西醫的人。』
胡謂：『不妨一試，服藥與否再由先生決定。』語至此，孫夫人
在床邊急乘間言曰：『陸先生已在此，何妨看看。』語迄即握先
生腕，先生點首，神情淒婉，蓋不欲重拂其意，乃伸手而以面
移向內望。[21]

　　如果說孫中山的醫學觀主要表現在他個人對待中西醫學的不同態
度，那麼，時任行政院院長汪精衛在中華醫學會大會上的致辭則表達
了當時政府對醫學的看法。在 1934 年中華醫學會第十屆大會上的致辭
中，汪精衛指出：

　　　　科學醫學在中國，還是在萌芽時期，發展起來，頗有不少
　　的困難和阻礙，關於醫學研究、醫學教育及醫學學術的發揚，
　　歷來都有中華醫學會及在座諸君的努力，也是中華醫學會同仁
　　應負的責任。但是關於剷除現代醫學發展的障礙，協助現代醫
　　學的推進方面，是應該由政府負責的。我很抱歉的說，以往政
　　府實在沒有盡他這份應盡的責任，所以使得科學醫學在中國尚
　　未得充分的發展。以後政府應該負起這個責任，來剷除科學醫
　　學發展的障礙，推廣醫事的設施。兄弟不是醫生，所以對於醫
　　學方面不能有所貢獻，單就政府能力範圍所能達到的，貢獻下
　　列兩點的意見：
　　（一）現代醫學應提倡到鄉間去。因為都市中現代醫師，多多
　　　　　少少，總有幾個，一般民眾也多多少少，都能享受幾分
　　　　　現代醫學的科學的實惠，但農村人民，可以說完全沒有
　　　　　享受這種實惠的機會。所以我們應該多多舉辦鄉村衛生

---

[21] 李敖，〈孫逸仙與中國西化醫學〉，見於《李敖大全集·第五卷》（北京：中國友誼出版公
　　司，1999），頁 200-202。

和醫事救濟的事情，實行將現代醫學送到「民間」去，使大多數的民眾都能享受著現代醫事衛生的實施。

（二）醫學在中國，很不幸的，有了中醫、西醫的區別，中醫是代表醫學界頑固勢力，也是中國人守舊觀念的表徵。他們拿中醫舉起來，成為國醫。其實醫學哪裡應有國界的區別，醫學是一種科學，科學沒有國界，醫學也當然不應該有國界。……我們假如覺到中醫有價值的話，應該用科學的方法研究。但是研究中醫，中藥是應該用科學的方法去研究，也應該由現代醫學的醫師同仁們去研究，決不是一般中醫自己所能勝任的。假如說用科學的方法來研究中醫，整理中醫，是應由現代醫學的同仁們負責，然後中醫的科學化，一定會達到目的。……[22]

在同年舉行的第三次全國醫師代表大會上，汪精衛再次表達了推進現代醫學，破除阻礙現代醫學發展消極因素是政府的責任的觀點：「……百年以來，因為發達，將科學的知識應用在醫學上去，方才構成為現代的醫學。現代的醫學是現代的一切人類所共同努力，共同享受的。只要是現代的人類，就要將現代的醫學，來增進社會的安寧，人類幸福。……政府對之自然應該盡力，積極的方面加以保護發達，消極的方面，予以破除障礙。這是政府應盡的責任。縱使一時不能全然做到，也必要努力的使其逐漸做到……」[23]

實際上，自民國以後，政府的醫學政策已是重西輕中。民國元年新定學制已屏中醫於醫學教育之外。南京政府成立後，在 1928 年召開的全國教育會議上汪企張提出廢止中醫案，1929 年余雲岫又在中央衛生委員會上提出廢止中醫案。這兩項提案雖獲得通過，但由於全國中醫界的激烈反對和不斷抗爭，而未能施行。

---

[22] 〈行政院汪院長對醫學界的期望〉，《中華醫學雜誌》(1934)，20（4）。
[23] 〈全國醫師聯合會召開第三屆代表大會〉，《中華醫學雜誌》(1934)，20（2）。

辛亥革命後到新文化運動時期，隨著大批留學知識份子的歸國，宣導西學，鼓吹科學與民主，科學文化構成了近代文化的主旋律。正如胡適在 1923 年的人生觀大論戰時所說：「這三十年來，有一個名詞在國內幾乎做到了無上尊嚴的地位；無論懂與不懂的人，無論守舊和維新的人，都不敢公然對他表示輕視或戲侮的態度。那個名詞就是『科學』」。[24] 建立在近代自然科學基礎上的西醫，成為當時學界批判傳統文化的有力武器。嚴復在他著的《原富》中說：「中國九流之學，如堪輿、如醫藥、如星卜，若從其緒而觀之，莫不順序。第若窮其最初之所據，若五行干支之所支配，若九星吉凶之各有主，則雖極思有不能言其所以然者矣。無他，其例之立根於臆造而非實測之所會通故也。」

對比西醫的科學實證方法，近代學者認為中醫以陰陽五行為框架的疾病認識與解釋體系是不科學的。梁啟超曾明確指出：「陰陽五行說，為二千年來迷信的大本營……此種詭異之組織，遂二千年蟠據全國人之心理，且支配全國人之行事。嘻！吾輩死生關係之醫藥界，此種觀念之產物。」[25] 他還比較了中西醫生的教育，認為：「西人醫學，設為特科，選中學生之高材者學焉。中國醫生乃強半以學帖括不成者為之，其技之孰良，無待問矣！漢志方伎猶自列為一略，後世廢棄，良足歎也！」[26]因此建議「采中西理法選聰慧之童開一學堂」，「開醫會以通海內外之見聞，刊醫報以甄中法西法之善美，立醫學堂設醫院以究理濟貧。」[27]呼籲醫學必須改良，西法必須引進。

胡適在為《人與醫學》的中譯本所寫的序言中指出：

> 醫學關係我們的生命，關係我們愛敬的人的生命。古人說，為人子者不可不知醫。其實是，凡是人都不可不知道醫學的常識。尤其是我們中國人更應該讀這樣的一部書。為什麼呢？因為我

---

[24] 張君勱等，《科學與人生觀》(上海：東亞圖書館，1923)，頁 2-3。

[25] 梁啟超，〈陰陽五行說之來歷〉，載於《飲冰室合集・第 13 冊》(上海：中華書局，1941)。

[26] 陳邦賢，《中國醫學史》(上海：商務印書館，1937)，頁 2。

[27] 趙洪鈞，《中西醫論爭史》。

> 們實在太缺乏新醫藥的常識了。我們至今還保留著許多傳統的
> 信仰和習慣,平時往往我們不愛護身體,不講求衛生,有病時
> 往往使我們胡亂投醫吃藥,甚至於使我們信任那些不曾脫離巫
> 術的方法,甚至於使我們反對科學的醫學。到了危機的時候,
> 我們也許勉強去進一個新式醫院;然而我們的愚昧往往使我們
> 不瞭解醫生,不瞭解看護,不瞭解醫院的規矩。[28]

由此可見,主流知識界寄希望於通過西醫改善國人的醫療保健,用西
醫改造中醫。

三、公眾的醫學知識

雖然從洋務運動至新文化運動,西方科學與文化在中國的傳播已
頗具影響,但這種影響的範圍是有限的。「辛亥前,國內受過相當西方
教育的青年,近二百萬人;辛亥後,數年之間,至少加多了三四倍。
他們對西方文化瞭解的深度,可能不若置身其境的留學生,而觀念粗
具,心理所向,並無二致,一經號召,群起以應。」[29]然而,相比起當
時三億四千萬的人口總數來說[30],尚不足百分之三。文盲約占人口總數
的百分之八十以上,他們既不識字,接受衛生教育的能力十分有限,
就更談不到普及衛生知識和觀念了。由於民眾對近代醫學缺乏瞭解,
或一知半解,無正確的認識,而公共輿論對近代醫學預防疾病的知識
亦宣傳不力,從而導致許多疾病發病率高居不下,例如,我們從當時
沙眼的患病情況可知國民對衛生知識的瞭解程度。

1930 年,上海中國紅十字會對 1967 年六月至十九年六月止,年內
共診視病人一千三百零六名的分類統計表明,其中一百一十一人為目
盲者,占全數的百分之八點五[31],致盲原因主要是沙眼。另有學者對北

---

[28] 西格裡斯著,顧謙吉譯,《人與醫學》(上海:商務印書館,1938)。

[29] 郭廷以,《近代中國史綱》(北京:中國社會科學出版社,1999),頁 488。

[30] H.Woodhead, ed, *The China Year Book(1923)*, 天津:The Tientsin Press, 1923, p 3.

[31] 俞成華,〈上海中國紅十字會近一年來總醫院目盲之統計〉,《中華醫學雜誌》(1930),16

平協和醫院眼科自 1928 年 5 月 1 日－1929 年 4 月 30 日共診治的四千
一百五十人作分類統計，其中有 1393 人患沙眼，占百分之三十三點五
六[32]。周成潯在對中小學生沙眼的患病情況調查中發現，「1969 年
（1931 年）上海中小學生一萬四千八百三十四人，其中患沙眼者為七
千八百三十六人，其百分率有百分之五十三點五……，按北平市東城
之各中小學校學生為一千三百六十一人，其中患沙眼者有三百一十三
人，即為百分之二十二點九；南京舉行衛生運動時，經檢查體格者有
一千六百八十四人，其中患沙眼者有一百九十四人，即為百分之十一
點五；蘇州之報告，據其所述每千人中有百分之二十五點四。」[33]周成
潯等根據自 1968 年一月一日起，至 1971 年十二月止四年內，在上海
中國紅十字會第一醫院眼科所收治的門診新病人的統計分析指出，在
所收治的七千八百九十人中，沙眼患者有四千五百二十五人，百分率
為五十七點四，以十五至四十歲間沙眼最盛行。直接因沙眼而致視力
損失之比例為百分之十四，全然目盲者為百分之五點三，若以全數初
診病人計之，則目力損失為百分之六點八，全然目盲者為百分之二點
六。試觀沙眼之蔓延我全國，受其患者，約有百分之二十乃至百分之
四十。吾國人口號稱四萬萬，若此計算果確，則竟有一萬六千萬之害
沙眼者矣。導致沙眼流行的主要原因是國人對於疾病，最能容忍，最
易漠視，輒有患眼疾致瞎者，則視為作惡報，應得之罰，患者忍之，
以求懺悔，見者亦互相警戒，視若神為，其次，國人對於治療，不能
耐久，往往就醫數次，至病症消退之初，或僅半愈，遂自行停止其治
療。由此兩點觀之，無怪沙眼之數目有增無已也。[34]
　　眼科學家畢華德認為：「果就全國推及之，則患眼病者當不下數千
萬人，其在中國地位之重要可知矣！余嘗考中國眼病與目盲所以特多
之故，蓋因人民缺乏衛生知識，不知清潔與預防。又多以眼病無足輕

　　（5）。

[32] 周成潯，〈我國北部的沙眼〉，《中華醫學雜誌》（1930），16（6）。

[33] 周成潯，〈上海市各小學校學生中之沙眼與其消弭法〉，《中華醫學雜誌》（1933），19（2）。

[34] 周成潯、張文山，〈論上海之沙眼〉，《中華醫學雜誌》（1934），20（6）。

重，不就診於眼科醫師，自購膏丹於市肆，妄自處置，或求治於鄉愚，信仰譌異怪誕之治療，剪拔，割刺，無所不至，非特病不得愈，甚且加重失明……」[35]

由此可見，公眾缺乏衛生常識，是導致各類疾病發病率高居不下，導致許多普通疾病變成難治甚至造成嚴重後果的最主要原因，從而造成了不應有的損失和危害。

死亡是生命過程受到損害後最嚴重的後果。死亡指標分析不僅可以判斷危害人類健康的危險因素，而且也可以反映社會的文明程度和健康水準。在死亡指標分析中，年齡別死亡率是表現社會健康水準的最敏感的指標，其中嬰兒死亡率在反映社會健康水準上最為重要。據張志聖等對上海市外高橋區的調查表明，「自 1970 年十月至二十三年一月，嬰兒的死亡率為千分之一百九十九點四，……接生方法影響嬰兒死亡，由本所助產士或醫師接生之嬰兒死亡率僅有千分之四十點三，由舊式產婆或親鄰代接者，死亡率高至千分之兩百一十點八，」[36] 如此高的嬰兒死亡率竟主要是因為接生方法上的差異，足以證明當時國人的衛生知識是何等缺乏。

從死因分類上看，感染性疾病是導致死亡的最主要原因。蘭安生等根據《國際協定死亡原因表》對京師員警廳試辦公共衛生事務所管轄的五萬多居民在 1925 年 9 月 1 日到 1926 年 8 月 15 日之間死亡者的死亡原因進行統計，結果表明在所統計的一千兩百一十四例死亡病例中，有九百七十例是死於各類感染性疾病，占到了總死亡人數的百分之八十，排列前幾位的是結核病、呼吸道感染、腸道感染、新生兒破傷風、產後感染等疾病。[37] 1933 年，北平第一衛生事務所發表的居民死因報告表明，感染性疾病依然是最主要的致死原因。其中呼吸器感

---

[35] 畢華德，〈我國眼科今日之地位〉，《中華醫學雜誌》（1932），18（5）。

[36] 張志聖、賴鬥岩、朱席儒，〈上海市高橋區嬰兒出生與死亡的調查〉，《中華醫學雜誌》（1936），22（2）。

[37] John B. Grant, T. F. Huang, S. C. Hsu, *A Preliminary Note on Classification of Causes of Death in China*, National Medical Journal of China, Vol. 13, No. 1, 1927.

染為最高百分之十六點八，肺結核次之百分之十二點九，猩紅熱又次之百分之十二點六。「報告中依三百八十六例未經醫治而死亡者分析之，因無知而有病不就醫為百分之四十六點九，赤貧無力就醫者為百分之二十一，卒死者為百分之十九點七，信成藥者為百分之十點六，迷信求神醫者為百分之一點八。「由此可知，在中國辦理公共衛生，首應注重衛生教育。」[38]

---

[38] 〈北平第一衛生事務所第七年年報〉，《中華醫學雜誌》（1933），19（4）。

傳染病防治：醫學建制化的開端

近代傳染病防治模式的成功引進，是導致西方醫學在中國衛生保健體制中佔據主導地位的一個重要原因。新型的疾病預防機制，通過頒布衛生法規、設立防疫機構、開展衛生運動等，又進一步促進了傳染病的防治工作。考察中國近代早期醫學的建制化進程及其與傳染病防治的相互作用，不僅有助於我們更好地理解醫學的演化歷程，而且也有助於我們認識到社會因素對防治疾病的成效也有著極大的影響。

第一節　中國傳統的醫學建制及其缺陷

「建制」（institution）作為一個科學社會學的概念，有制度、慣例、公共機構、風俗、組織等含義，是指一種結構上的確定性。現代西方科學社會學家魏因加特（P. Weingart）認為科學建制是一種社會組織框架。關於「醫學建制」（medical institution）一般有兩種理解：一是指機構，如醫院、醫學校、研究所及專業學會等；另一含義是指一種籠統的醫療衛生服務的行為方式，如醫療收費制度、職業管理等。弗克斯（D. M. Fox）認為，醫學建制應包括上述兩方面的內容[1]。

西元前 1100 年的西周建立的醫事制度可認為是中國古代醫學建制之肇始。它體現在：

---

[1]　Fox DM., *Medical Institutions and the State*, in Bynum W. & Poter R. (ed), *Companion Encyclopedia of the History of Medicine*. London: Chapman and Hall Inc, 1994, p1207.

1、國家設有醫藥行政長官——醫師:「醫師掌醫之政令,聚毒藥以供醫事。」

2、有了一定的組織機構:醫師分上士、中士、下士三等,醫師下面還配有府、史、徒等助理。

3、有了醫學分科:醫師下屬食、疾、瘍、獸四科。

4、建立了醫療考核制度:「凡民之有疾病者,分而治之,死終則各書其所以,而入於醫師」,「歲終則稽其醫事,以制其食。十全為上,十失一次之,十失二次之,十失三次之,十失四為下。」

秦漢以降,各朝大多設有太醫令之類的職位,管理宮廷中的醫療保健事務。大疫之年,朝廷也設立醫療照顧機構,如《漢書・平帝紀》載「元始二年(西元 2 年),郡國大旱蝗,……民疾疫者,舍空邸第,為置醫學。」可認為是中國最早的時疫醫院。[2] 南北朝隋唐時期,在地方設置醫博士,掌療民疾。此外,還出現官府和宗教性保健機構,如隋代辛公義安置民之病疫者於廳事而調治之。《南齊書・文惠太子傳》載:「太子與竟陵王子良俱好釋氏,立六館以養窮民。」《竟陵王》又載:「子良於貧病不能立者,在第北立廨收養給衣及藥。」唐釋道宣《續高僧傳・卷二》說,佛教徒那連提黎耶舍「又收養癩疾,男女別坊,四時供承,務令周給。」那連提黎耶舍創建的收容麻風病人的癩人坊為後世所效仿,道宣《高僧傳・卷二十五》載:「釋智嚴……後往石頭城癩人坊住,為其說法,吮膿洗濯,無所不為。」唐以後癩人坊並屬僧徒管理。

宋代的醫療體制有所創新,從宮廷轉向民間,主要表現在三個方面:其一是在嘉佑二年(西元 1057 年)設立「校正醫書局」,負責整理、校訂、刊行醫書,為醫學知識的傳播發揮了積極作用。其二是在宋神宗熙寧九年(西元 1076 年)設立「太醫局賣藥所」,「賣藥所」又

2　范行准,〈中國預防醫學史〉,《醫史雜誌》(1951),4(3)。

分為兩個機構，一為「和劑局」，其職責為管理製作藥物製劑，將固定的方劑做成丸、散、膏、丹等劑型，由朝廷統一出售。這對於統一成藥的規格，防止出售偽劣藥物有較好的作用。另一機構為「惠民局」，主要是給貧窮百姓發放藥物。其三是建立了類似醫院的機構，如宋真宗時期「初置養病院」，仁宗景佑四年（西元 1037 年）「置悲田養病坊」，元佑二年（西元 1090 年）蘇東坡在杭州創辦「安樂」病坊等。

明清時期也設有類似為貧病無依者提供幫助的養濟院，但這些民間機構大多是時辦時停，並非建制化的醫療機構。這種主要由地方紳士、宗族舉辦的各種慈善機構，尚不能算是純粹單獨的醫療機構，大多在救濟病人、施醫診治作用之外，還兼有舍棺、施藥、惜字、埋尸的多項功能。

清廷十分重視避痘，因滿人入關前，尚未接觸過天花，入關後天花成為滿人的天敵。在不明了原因的情況下，滿人便遷怒於當地患天花的百姓，因此專門派人到外檢查，如果發現患天花的人家，即強迫將之驅逐到四、五十里之外，還設立了「查痘章京」一官，來專門檢查痘疹。《癸巳存稿・卷九》載：「國初有查痘章京，理旗人痘疹，及內城民人痘疹遷移之政令。」可謂檢疫制度的雛形。

雖然中國古代的醫政管理傳統悠久，然而，歷代王朝所頒布的醫政管理章程主要是處理宮廷的醫療事務，如醫官選拔、宮廷醫療機構的設置、診療制度等，但宮廷醫官制度和醫療機構的設立與一般意義上的醫政管理是有區別的。從清代傳染病流行嚴重以及朝廷無能為力的狀況，就可清楚地看到中國傳統醫事制度的明顯缺陷。據《清史稿》記載，從清人 1644 年入關至 1911 年之前的兩百六十七年時間內，發生重大流行病九十八次，平均每兩年半就要發生一次瘟疫流行。瘟疫流行所造成的危害極其嚴重，如《清史稿》上在記載大疫時，常提到「人死無算」、「病斃無數」或「民死幾半」。

儘管清政府也建立避疫制度、採用了種痘等措施預防瘟疫，但其目的僅僅是保護清廷皇室宗親成員的安全。範行准認為政府對天花的防治，作有計劃地推行，實開始於康熙二十年，並引證康熙的《庭訓

格言》有關種痘的訓示:「訓曰:國初人多畏出痘,至朕得種痘方,諸子女及爾等子女,皆以種痘得無恙。今邊外四十九旗及喀爾喀諸藩,俱命種痘;凡所種皆得善愈。」王鳴盛在為種痘名醫朱純嘏的《痘疹定論》序中敘述地更加明確:「康熙二十一年(1681 年),聖祖命內務府廣儲司郎中徐定弼至江西求痘醫時,督糧道參政李月桂以純嘏應詔,命試種痘術有效,遂入大內,為皇子孫種痘,皆愈。又至蒙古科爾沁治八德馬親王痘,至鄂爾多斯治根都世希牙布貝子痘,於是聞見益廣,術業益精,而《定論》成焉。……」可見康熙的種痘計畫,主要照顧的是帝王貴族。而朱純嘏自被康熙宣召之後,所服務物件不外帝王子孫等上層貴族,而平民百姓卻極少受益者。[3]雖然朝廷在災疫之年,也有「廣施藥餌」、「設局施藥施痊」等措施,江南一帶的民間種痘有了一定發展,但始終沒有成為制度化措施,只是個別地區或醫生的努力,對傳染病防治的作用不宜高估。

中國傳統醫學對傳染病的認識比較模糊,一般將傳染病統稱為疫癘。先秦時期大多以為是鬼神所致,秦漢以後認為氣候不正的「瘴氣」說佔據了主導地位,宋代又有「胎毒」之說。儘管傳統中醫在防治傳染病方面積累了一定的經驗,如認識到接觸傳染,提出了隔離措施等對傳染病的防治具有一定意義,但對疫病的傳播途徑還限於直覺的感性認識,而對水傳染、接觸傳染、食品傳染及蟲媒傳染只有直覺的認識而未形成主流看法。這些理論並未揭示傳染病的真正原因,總體上看效果不甚理想。

十九世紀,西方國家在經歷了工業化、都市化過程中出現的流行病、職業病、環境污染等問題後,深刻地意識到「醫學與公共事務之間有著千絲萬縷的聯繫」。醫學改革的代表人物諾伊曼(Solomom Neumann)提出了「醫學科學的核心是社會科學」的觀點。微爾嘯也指出:「醫學與其說是一門自然科學,不如說是一門社會科學。」[4]西

---

3 參見范行准,〈中國預防醫學史〉。
4 轉引自梁浩材主編,《社會醫學》(長沙:湖南科學技術出版社,1999),頁 8-9。

方國家在控制傳染病方面所採用的有效方法就是社會化的預防措施。西方國家的醫學社會化進程為解決傳染病等一系列影響整個社會的衛生問題提供一個行之有效的模式。

　　清末民初時期，中國對西方公共衛生在疾病預防方面的重要作用已有所瞭解。晚清改良派人物鄭觀應在《中外衛生要旨》（1890）中介紹了「近時倫敦內各處開溝瀉水、放出污穢之物，用各種保身之法，每年一千內死者二十人」的情況。民國以後，人們對公共衛生的制度化建設更為關切。留學日本愛知醫學專門學校的楊煥周在「上巡按使稟」中列舉了法國創設保健衛生會議、德國建立消毒所、奧地利開設隔離病院，以及匈牙利、義大利、比利時等國的新型衛生建制在傳染病控制方面貢獻的同時，提出中國也應「蕭規曹隨，極力仿效」[5]。近代著名醫學家伍連德在「論中國當籌防病之方實行衛生之法」一文中提出了設置地方衛生局、中央衛生總機關、通過立法建立傳染病報告、出生和死亡報告制度的意見[6]。

第二節　傳染病防治在新型衛生保健──制度建立中的作用

一、鼠疫防治：公共衛生的開端

　　鼠疫被稱為烈性傳染病，在人類歷史上曾有過三次大流行。第一次在西元 6 世紀的歐洲，當時稱之為「熱病」，約一億人因染此病死亡。第二次是中世紀歐洲的「黑死病」，死亡人數占了當時歐洲人口的四分之一。第三次從十九世紀末持續到二戰結束時，受染國家達二十三個，死亡者約一千五百萬。中國也是受此次鼠疫流行危害最為嚴重的國家之一。據統計，在 1893、1901、1907、1910、1917 各年，發病人數均在四萬以上，其餘諸年也有超過萬人受染。其中 1893-1894 年鼠疫死亡

---

[5]　楊煥周，〈上巡按使稟〉，《中西醫藥報》（1915），3。
[6]　伍連德，〈論中國當籌防病之方實行衛生之法〉，《中華醫學雜誌》（1915），1（1）。

者達十萬；1910-1911 年東北鼠疫流行延及華北，死亡者六萬餘；1917-1918 內蒙古、陝西、山西鼠疫流行，死亡者近五千。

中國現代預防醫學開始於 1911 年的鼠疫防治。1910 年冬，東北地區爆發瘟疫，導致大量人員死亡，社會動盪。清政府注意到傳統醫學在控制瘟疫方面幾乎無能為力，甚至有醫生因缺乏預防知識，在為病人診治的同時也染上了疾病。而當時在東北地區擁有一定勢力的俄國和日本對清政府威脅說，如果疫勢繼續惡化，他們將派本國的醫務官員來華，企圖借疫事獲取警權。在這種情況下，清政府委派留學回國的伍連德前往哈爾濱主持防治工作。

伍連德（1879-1960）出生在馬來西亞檳榔嶼的一個華僑家庭，1896 年以優異成績獲得英國女王獎學金入英國劍橋大學依曼紐爾學院學習醫學，1903 年獲博士學位。曾師從當時最著名醫學家熱帶病學家羅斯（Ronald Ross）、細菌學家弗蘭克爾（Carl Fraenkel）和免疫學家梅契尼柯夫（Elie Metchnikoff）等研究醫學。畢業後回到馬來西亞開業行醫，並發起社會衛生改革運動。1908 年，應聘回國出任天津帝國陸軍醫學院副院長。

1910 年 12 月 10 日，伍連德奉命率領陸軍醫學院的高年級學生抵達哈爾濱開展防疫工作。伍連德在調查時感到疫情非常嚴重。由於當地主要官員自誇頗懂醫術，不相信細菌、傳染等西醫理論，因此沒有採取任何隔離、消毒等防疫措施，其所做的僅是將一家浴室改為收容站，收容鼠疫患者和那些有咳嗽、咯血、頭痛症狀的疑似病人，不加區分地混在一起。

伍連德在哈爾濱通過屍體解剖證實了這場瘟疫為鼠疫，他指出，感染是由人到人，通過帶血的飛沫直接傳染的，病人的飛沫中含有大量病菌。由於尚無有效的治療藥物，制止流行的唯一方法是嚴格地將病人與健康人隔離開來。在伍連德的努力下，動員了傳教士醫生和輔助人員，將學校、劇院和浴室改建為隔離站，廟宇和旅店改建為隔離病院和鼠疫醫院。同時，強調嚴格限制人群流動，對感染家庭消毒隔離。當時正值歲末，許多人準備回家過年。伍連德請來軍隊，檢查流

動的人群，特別是加強了鐵路檢疫，對可疑病人採取了隔離觀察，將確診的鼠疫患者送入醫院。

1911 年 1 月，鼠疫流行形勢最為嚴峻，每天一百八十人死亡。在伍連德的領導下，防疫人員僅花了一個月的時間使疫勢開始減緩。至1911 年 3 月 1 日，哈爾濱通過採取一系列嚴格的隔離、檢疫措施，使鼠疫得到了有效的控制。接著伍連德等移師雙城、長春、瀋陽，採取相同的防疫方法。至 4 月底，東北鼠疫得到全面控制。

1911 年 4 月，伍連德在瀋陽主持召開了中國歷史上的第一次國際醫學會議——國際鼠疫大會，來自美國、奧匈、法國、德國、英國、義大利、日本、墨西哥、荷蘭、俄國以及中國十一個國家的醫學家出席會議，其中一些是國際著名的醫學家，如美國細菌學家、痢疾桿菌發現者斯特朗（R. D. Strong）、日本細菌學家、鼠疫桿菌發現者北裡柴三郎以及俄國細菌學家佐勃洛特尼（Zabolotney）等。這次會議是中國醫學史上舉行的第一次國際醫學會議，對推動公共衛生和預防醫學在中國的發展具有重要的歷史意義。伍連德在大會開幕式的演講中指出：

> 我將提醒你們注意的是，這是在中國舉行的第一次國際醫學會議，這次會議的深遠影響是不可估量的。除了你們觀察到的滿意結果和鼠疫問題的解決方案之外，通過這次會議，你們將不僅對國家生活，而且更重要的是對中國未來科學醫學的進步起到推動作用。我榮幸地擔任這次會議主席，但我也深深地感到它的重擔，這是中國歷史上史無前例的，它將使中國在促進人類幸福的國家中佔據自己的一席之地。[7]

梁啟超讚譽道，「科學輸入垂五十年，國中能以學者資格與世界相見者，伍星聯博士一人而已。」[8]

---

[7] Wu Yu-lin, Memories of Dr. Wu Lien-Teh, *Plague Fighter,* Singapore：World Scientific Publishing Company Pte Ltd, 1995, p41.
[8] 同註 1, 96-97.

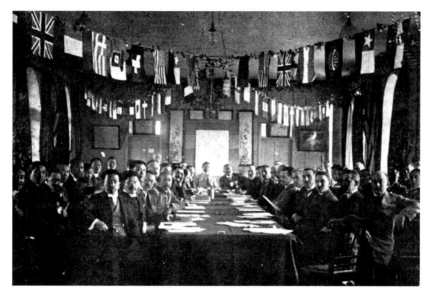

圖 3-1 1911 年 4 月在瀋陽舉行的國際鼠疫大會（中左為伍連德）

這次會議的最重要結果就是提出設立北滿防疫處的決議。
會議的決議指出：

> 迫切需要對肺鼠疫病人進行隔離，應當設立永久性的隔
> 離病院。隔離病院能對病人進行單獨隔離，有防鼠設施且易於
> 消毒。
>
> 應當設立一個永久性的衛生核心組織，在鼠疫發生時能及
> 時擴充；應當列出一個醫務人員名單，在鼠疫爆發時，能立即
> 指派他們前往流行地區。
>
> 為了確保這些建議落實，應當盡各種努力創建一個中央公
> 共衛生處，尤其考慮到未來對傳染病爆發時的管理和報告。

北滿防疫處在哈爾濱建立了一家隔離醫院和一個衛生中心，醫院
裝備有現代化的細菌實驗室。沒有流行病發生時，醫院可作為普通醫

院。類似的隔離病院在同江、黑河和牛莊（營口）等地也相繼建立。防疫機構的建立對東北地區流行病控制發揮了重要作用，至 1919 年，一直沒有大流行病發生。北滿防疫處在霍亂防治方面也發揮了積極作用。如在 1922 霍亂疫情嚴重時，東北地區的死亡率為百分之十四，而在其他地區死亡率在百分之十六，並且持續時間長。北滿防疫處的成立是中國衛生體制近代化過程中的一個重要的標誌性事件。

二、西方衛生防疫制度的引進

實際上，在北滿防疫處建立之前，清政府於 1905 年在巡警部警保司下設衛生科，是中國政府機關第一次出現專管公共衛生的機構。1906 年，諭旨改巡警部為民政部，設有衛生司。衛生司下設三科，檢疫科為一科，職掌為預防傳染病、種痘、檢黴、停船檢疫。[9]由於這些機構由員警管理，缺乏專業醫務人員，故衛生防疫檢疫僅流於形式。辛亥革命以後，廢太醫院，內務部警政司設衛生科。內務部衛生司執掌傳染病、地方病的預防及預防接種以及其他衛生事項。地方政府中最早專司衛生防疫的為 1912 年成立的廣東省衛生處，由愛丁堡大學醫學院畢業的李樹芬任處長。在他 1913 年的工作報告中可以發現，控制傳染病是衛生處最主要的工作。其報告要點為：a、八種傳染病的報告；b、傳染病污染地區的消毒和清潔；c、死鼠的收集和檢驗；d、預防鼠疫；e、預防天花；f、隔離麻風病人；g、死亡登記。[10]北京、天津、福州、青島、杭州等地也相繼建立了衛生機構和隔離病院。新型防疫檢疫機構的建立在傳染病控制方面發揮了重要的作用。

---

[9] 方石珊，〈中國衛生行政沿革〉，《中華醫學雜誌》（1929），14（5）。
[10] 李樹芬，*China Medical Journal*，1913，頁 226。

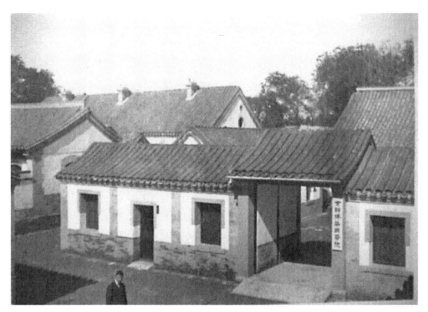

圖 3-2　京師傳染病醫院

第三節　衛生防疫法制化的進程

一、近代早期的防疫立法

控制傳染病需要全社會的共同努力，通過制定法律法規或發佈政府公告來加強傳染病的管理，是有效控制疫病流行的重要措施之一。1901 年 6 月，北京流行霍亂，每日患霍亂而死的人達百餘人。當局曾發佈告示：「刻下霍亂症頗多，該痘以顯微鏡窺之乃因黴蟲而發者。此蟲發生於不潔汙物之場所，喜存於生果蔬菜及生水中。故獨體房屋潔淨，蔬菜類煮食，飲開水，這樣可無患病之憂。又，患霍亂症之人痊癒或死去時，應密封其室，以硫磺熏燒。[11]」雖然各處張貼了公文，但

---

[11] 張宗平，呂永和，《清末北京志資料》（北京：北京出版社），1994 年，頁 462。

是並沒有嚴格執行清潔方法，也沒有監督實行的人，因此實際上該公文缺乏有效的約束力。民眾對傳染病的觀念仍然淡泊，不知預防方法，生活習慣照舊。有家人患傳染病時，將患者安置在另外一間屋裡，除了父母子女夫妻外，禁止一切人的出入。但是護理病人人員一旦走出病房，便與家裡的其他人照樣接觸，毫無忌憚。患者的餐具、衣服等也與家裡其他人的用品一起清洗。但是，儘管上面提到過的那些公文算不上嚴格意義上的衛生法規，而且也沒有取到預期的效果，畢竟當局的頭腦中有了公共衛生的基本概念，意識到了衛生習慣在控制傳染病流行中的作用，這一點頗有積極的意義。

晚清政權在構建近代化的新秩序中，陸續頒布了適應時代發展要求的一系列法規。1907 制訂的《大清新刑律》以及民法等法典中出現了公共衛生相關法規（袁世凱政府時期修改《大清新刑律》，並更名為《中華民國暫行新刑律》）。《大清新刑律》中有三章出現了涉及衛生內容的條文，從其中第二十四章關於飲料水之罪、第二十五章關於衛生之罪的條文，可以看出西方預防醫學思想在中國開始受到重視：

> 24 章第 284 條：凡污穢供人飲料之淨水，因而致不能飲用者，處五等有期徒刑、拘留或一百元以下罰金。
>
> 同章第 285 條：凡污穢由水道以供給公眾飲料之淨水或其水源，因而致不能飲用者，處三等以下有期徒刑。第二八六條：凡以有害養生之物，混入供人飲料之淨水內者，處四等以下有期徒刑。
>
> 同章第 287 條：凡以有害養生之物，混入由水道以供公眾飲料之淨水內或其水源者，處三等以上有期徒刑。
>
> 第 25 章第 293 條：凡違背預防傳染病之禁令，……處五等有期徒刑、拘留或一百元以下罰金。
>
> 同章第 294 條：凡知情而販賣有害養生之飲食物、飲食用之器具、或小兒之玩弄器者，……處五十元以下賣價以上罰金。

　　另外，違警律中也有關於衛生的條款。與新刑律相比，違警律規定具體、處分輕微，功能相當於今天的治安條例。違警律第八章名為「身體及衛生之違警罪。」

　　　　第 38 條：凡犯左[下]列各款者處十日以下五日以上之拘留或十元以下五元以上之罰金：一、偶因過失污穢供人飲用之淨水致不能飲用者。二、違背一切官定衛生章程者。

　　　　第 40 條：凡犯左[下]列各款者，處五元以下一角以上之罰金：一、毀損明暗各溝渠或受官吏督促不行浚治者。二、裝置糞土穢物，經過街市不施覆蓋者。[12]

　　後來，一些大都市也開始了自己的法規的建設。二十世紀初，清朝政府實行「新政」以後，制訂了北京的城市管理方面的一批新法規，其中包含了很多公共衛生相關法規。這些法規基本上是引進國外的法規，有些法規僅僅只是文字上略有修改。其中大部分都來自於日本明治維新的以後的相應法規（日本現行類聚法規大全，內川義章編，1902年，東京）[13]，表 3-1 列出了日本和中國一些相對應的公共衛生法規。

表 3-1　清末北京城市管理法規與日本明治相應法規比較

清末北京城市管理法規			日本明治相應法規	
名稱	頒行年代	頒行部門	名稱	頒行年代
管理娼妓規則	1906	外城總廳巡警部	娼妓取締規則	1898
預防時疫清潔規則	1908	外城總廳巡警部	傳染病預防法	1898
衛生處化驗所章程	1910	內外城總廳巡警部	衛生試驗所規定	1902
各種汽水營業管理規則	1909	內外城總廳會定申報民政部立案	清涼飲料營業取締規則	1901
管理牛乳營業規則	1910	內外城總廳會定民政部立案	牛乳營業取締規則	1901
管理種痘規則	1910	內外城總廳會定民政部立案	種痘規則	1885

---

[12] 鄧鐵濤，程之范主編，《中國醫學通史・近代卷》（北京：人民衛生出版社，2000），頁 331。
[13] 田濤，郭成偉整理，《清末北京城市管理法規》（北京：燕山出版社，1996），頁 5-6。

其中所含與公共衛生有關的法規包括：預防時疫清潔規則、管理種痘規則、管理飲食物營業規則、管理牛乳營業規則、各種汽水營業管理規則肉食品之預備及儲藏法等。清末頒布的系列的公共衛生相關法規成為後來制訂全國範圍內的衛生法規的基礎。

二、民國後的衛生立法

1911 年民國政府成立之後，醫學界極力呼籲在新型的政治體制下建構中國的公共衛生防疫法規體系。1916 年 3 月，北洋政府內務部公布了《傳染病預防條例》，列出規定的傳染病為八種：虎列剌（即霍亂，Cholera）、赤痢（即痢疾，Dysentery）、腸窒扶斯（即腸傷寒，Typhus abdominalis）、天然痘（即天花，Variola）、發疹窒膚斯（即斑疹傷寒，Typhus exanthemata）、猩紅熱(Scarlatina)、實扶的裡（即白喉，Diphtherie）和百斯脫（即鼠疫，Pestis)。條例還規定了傳染病預防的措施、傳染病報告等條款，共二十五條。這是中國第一個控制傳染病的法規。

近代著名醫學家俞鳳賓在得知《傳染病預防條例》頒布後，不無感慨地說：

> 政府之輕忽地方衛生行政歷來已久，雖屢次改革，力圖維新，胥不及衛生問題也。……本年三月二十日，下傳染病預防條例之教令，不可謂非特別之創舉。足為國民稍慰也。竊謂預防傳染病之法，至為繁重。關於技術上者，分檢查、消毒、隔離、清道、驗屍、火葬、廢棄傳染媒介物、施行康健診斷等，審慎詳密，非有專家，不能舉辦也。關於實行上者，如籌措經費、組織機關、勸導人民樂從，責成官吏取締及醫生切實報告，非當事者熱心經營，又無效力也。細閱教令，於上述二者，俱詳列無遺，誠能按章施行，吾國公眾衛生之起點在，是國民生命庶得一保障矣。[14]

---

[14] 俞鳳賓，〈陸國務卿頒佈傳染病預防條例感言〉，《中華醫學雜誌》（1916），2（2）。

當然，從法規條例的頒布到切實地施行還需要付出相當多的努力，尤其是在法制體系初創的近代，無論是官吏還是普通國民，法律意識尚未形成，法律實施也處於摸索階段，因此俞鳳賓強調，欲希望《傳染病預防條例》成功，

> 第一，必地方官實行條例不能敷衍，或推委了事。而其對於人民，必切實勸導遵守法令，庶禁必止，令必行，無所阻格矣。第二，必醫生熱心任事，慨然以救社會為職務。診驗病狀，必特別注意，而作詳確之報告。蓋此際行醫，不僅關於一人之生死，實關乎一群之安危。故醫生之責任最為重大也。第三，須人民知其生命之寶貴，明乎罹患傳染病與否，與鬼神禍福之說無關，轉而服從法律，遵守地方官及醫生之命令。則不特所以保全一身一家，亦所以利及社會也。[15]

繼《傳染病預防條例》頒布後，北洋政府於 1918 年元月，又公布了《檢疫委員會設置規劃》、《火車檢疫規則》和《清潔方法消毒方法》等法規。南京政府成立後，衛生部 1928 年 12 月公布了一個試行的衛生法規《衛生行政系統大綱》。同時還公布了一批有關傳染病預防、環境衛生管理、食品衛生管理及接生婆管理等條例和法規。其後又陸續增設中央衛生試驗所、西北防疫處、蒙綏防疫處、公共衛生人員訓練所、及各海關檢疫所等機構。表 3-2 為 1911-1937 年頒布的以傳染病預防為主的法規或條例。

---

[15] 俞鳳賓，〈陸國務卿頒佈傳染病預防條例感言〉。

表 3-2　1911-1937 年頒布的與傳染病有關的法規或條例[16]

公共衛生	傳染病管理	飲食衛生	勞動衛生	學校衛生	其他
清潔方法消毒方法（1918）	傳染病預防條例（1916）	屠宰場規則（1928）	工廠安全及衛生檢查細則（1925）	學校學生健康檢查規則（1929）	種痘條例（1928）
汙物掃除條例（1928）	檢疫委員會設置規則（1918）	屠宰場規則施行細則（1928）			防疫人員恤金條例（1929）
汙物掃除條例施行細則（1928）	火車檢疫規則（1918）	牛乳營業取締規則（1928）			省市種痘傳習所章程（1929）
	傳染病預防條例施行細則（1928）	飲食物防腐劑取締細則（1928）			防疫人員獎懲條例（1929）
	傳染病預防條例施行細則（1928）	清涼水營業者取締細則（1928）			海港檢疫章程（1930）
	傳染病預防條例（1930）	飲食物及其用品取締條例（1928）			海港檢疫消毒薰蒸及征費規則（1930）
	西北防疫處暫行組織章程（1933）	飲食物用具取締規則（1928）			海港檢疫標示旗幟及制服規則（1930）
	蒙綏防疫處暫行組織章程（1933）	飲食品製造場所衛生管理規則（1928）			海港檢疫所組織章程（1936）

　　從上表可以看出，這個時期的衛生法規與清末的衛生法規相比，有如下幾個特點：1、對特殊場所的公共衛生，如學校、工廠以及屠宰場的更加重視；2、對飲水及飲食的控制力度加大。當時對生產廠家的衛生管理，主要集中在兩類：汽水廠和牛奶廠[17]。上述有關法規規定：汽水廠所使用的水，必須清潔，至少要煮沸三十分鐘，果汁必須新鮮；凡污濁變質、有沉澱物的汽水不得出售。牛奶廠飼養的奶牛需要由警廳派員檢查；凡患有疾病的奶牛不准榨取牛奶；凡有腐敗、脫去油脂、

---

[16] 參見張在同、咸日金編，《民國醫藥衛生法規選編（1912-1948）》（濟南：山東大學出版社，1990）。

[17] 韓延龍，《中國近代警察制度》（北京：中國人民公安大學出版社，1993），頁456。

攙水、有異味、異色的牛奶不得出售。患有結核或其他傳染病的人不得在牛奶廠工作。醫學知識的局限性影響到衛生法規的制定，儘管警廳對牛奶廠的生產程式規定的相當具體，甚至連奶牛患病也要及時報告員警官署，但是對牛奶消毒卻毫無要求，顯示出當時乳品衛生管理的一大缺陷。

除了傳染病有關的專項法規之外，其他綜合性規則或法律對於傳染病的預防也有所規定。1929年衛生部公布的《醫師暫行條例》中第四章第十五條規定：醫師如診斷傳染病人或檢驗傳染病之屍體時，應指示消毒方法；並應向該管官署據實報告[18]；1929年衛生部公布的《管理醫院規則》中第十條至十六條中，明確規定了對醫院內收容傳染病病人的管理，體現了該時期的法規對於醫院感染也開始重視。上述《管理醫院規則》的有關規定，一定程度上避免了醫院內感染的發生，摘錄如下：

第十條　各醫院非設有隔離之傳染病室，不得收容急性傳染病人，非同一病名之人，並不得收容於同一傳染病室。

第十三條　傳染病室內之物品，除因施行消毒搬出外，非經適當之消毒後，不得移植他處。

第十四條　傳染病室之污水及排泄物等，非經適當之消毒後，不得搬置或排出於他處。

第十五條　傳染病人推出病房以後，其室中須施行適當之消毒方法。

第十六條　醫院收容傳染病人，在病名診定之四十八小時以內，須將病人姓名、年齡、住所、病名、發病地點、年月日及入院診定年月日詳細呈報該管官署及檢疫委員。但鼠疫、霍亂雖僅在疑似尚未診斷病名以前應呈報。

前項之病人死亡或治癒及其他事故退院時，須將其姓名事由及年月日時，速報該管官署及檢疫委員。

---

[18] 張在同，咸日金，《民國醫藥衛生法規選編（1912-1948）》，頁54。

　　由於各地的傳染病流行情況不同、民俗與衛生習慣不同、防疫中的重點也不盡相同，因此除了中央制訂衛生法規全國通行外，有些地方政府也制訂了各自的法律。這些地方法規做為全國法規的補充，是很有必要的。1922 年廣州市衛生局頒布了《取締酒樓飯店規則》、《取締售雪糕及清涼水飲料規則》，1928 年和 1930 年，廣州市衛生局先後公布修訂了《廣州市傳染病預防條例》和條例實施細則報告[19]。1928 年北平特別市頒行《違警罰法》，對北平市的公共衛生進行管理；1928 年北平特別市衛生局頒布了城市環境衛生《七條辦法》及《關於禁止任意便溺的佈告》；1929 年北平特別市政府頒布《北平特別市衛生局管理糞廠暫行規則》等，其他城市也頒布了類似的地方法規。

　　由以上論述可以看出，民國時期的公共衛生防疫逐漸走向了法制化的軌道，各項法規的制定、頒布和執行，對保障社會成員的基本健康權益起到了重要作用。這些衛生法規的頒布對防止傳染病傳播起到了積極作用。

第四節　衛生防疫的職業化

一、衛生員警

　　在衛生行政走向建制化、法制化後，需要有專門人才對法規執行的情況進行監督、管理並予以指導。同歐美國家一樣，中國對傳染病的預防措施起始於對環境衛生的重視。管理中國環境衛生最早的人員被稱為「衛生警察（員警）」。「衛生警察」一詞屬於舶來品，早在十八世紀下半葉，奧地利的首都維也納頒布衛生法規和條令，當時由員警而不是醫生，負責執行衛生法規和條令，因此有了「衛生警察」一說。

　　中國公共衛生早期的概念比較狹窄，主要指環境衛生，而環境衛

---

[19]　廣州市地方誌撰委員會，《廣州市志》(廣州：廣州出版社，1997)，頁 342。

生又主要是指清道（保持街道清潔）。清朝末年京師內外城巡警總廳負責清道事務，建立了一支清道隊伍，並於 1909 年公布了《清道細則》四十二條，規定：「清道事務以總廳為監督機關，以各區為執行機關。」清末形成的這套由員警管理環境衛生的體制，後來被北洋政府全盤繼承。1913 年公布的《京師警察廳改訂管理清道規則》，共九章四十八條，基本上保持《清道細則》的主要內容。

關於生產廠家的衛生管理，衛生員警的職責是檢查廠房結構和衛生條件。北洋政府時期的環境衛生、食品衛生以及時疫防治是由衛生員警所掌管。1928 年國民政府專設衛生部後，衛生事務被劃歸衛生行政機關主管。1928 年內政部頒行的《各級警察機關編制大綱》以及 1929 年公布施行的《首都員警廳組織法》都曾經一度解除了員警掌理衛生事務的職責。但是由於在市、縣兩級普設衛生局的條件尚不具備，已經設立衛生局的地方對有關公共衛生以及食品衛生方面的巡查與取締等事項也常常需要員警機關予以協助，因此，員警與衛生未能完全分離。1929 年公布、1930 年修正的《縣組織法》和 1930 年公布的《市組織法》又相繼重新賦予了員警機關以掌理防疫、衛生及醫院、菜市、屠宰場、公共娛樂場的設置與取締事項的職責。[20]

民國時期民眾不但衛生知識缺乏，而且對於衛生知識的關心程度也不夠，從衛生行政創辦開始，這種情況依然未有太大改變。中央及各級政府下達的法令尤其是與民眾生活有密切關係的如飲食、飲水、環境衛生沒有得到完全施行。在這種情況下，必須有強制性的執法人員的介入才能達到防疫的目的。《中華醫學雜誌》1919 年刊登了一篇名為「公共衛生之警權及財產」的文章，對衛生員警的重要性進行了全面的詮釋：

> 惟法令死物，必賴機關執行，若不能執行，則雖有法令亦同虛
> 設。今日衛生行政之不能發展，人皆以為於人才缺乏經濟困難，

---

20 韓延龍主編，《中國近代警察制度》，頁 661-662。

　　而揆之實際。法令不易實行為最大原因之一。衛生為一般人民
之日常事項，而與人民最相密切者莫如警察，如能執行法令，
則人民自必易於率徙。默察各地方情形，警察均隸屬於公安局，
而衛生機關無指揮督察之權。公安局之職責在於地方之治安，
故所訓練者多系保安警察，保安警察責以執行衛生法令。（一）
則衛生知識已嫌不足，（二）則保安職務業已甚繁，更無暇顧及
衛生事項。

　　因此，「欲求進行順利，則於勸導之外，非有強行之法規，不足以收促
進之效。」並明確規定：「違犯衛生法規之處分應由主管衛生機關指揮
衛生員警執行。」[21]

　　衛生警察是直接與市民接觸的衛生檢查及監督人員，衛生警察醫
學素質的高低、執行任務時態度是否嚴謹都會直接影響到公共衛生實
施的結果。當時衛生員警普遍沒有經過醫學方面的培養，素質不高，
有人如此評論衛生員警：「多數警士又不知衛生為何物，如此欲改良地
方衛生，戛戛乎其難哉。」[22]1930 年，政府及社會已經意識到了衛生
員警的低素質對公共衛生實施的不良影響，有人提出「對於低級人員
如衛生稽查員等，亦咸認為有施大學訓練之必要。」並認為在訓練時
應該「訓練宜重實用，不能專賴課室之講授。」[23]

二、衛生防疫訓練班

　　後來在衛生署以及衛生實驗處的努力下，舉行了各種訓練班以期
望能夠達到社會公共衛生的需要，訓練班分為五類：公共衛生醫師訓
練班、衛生工程師訓練班、陸軍衛生隊訓練班、衛生稽查訓練班、公
共衛生護士訓練班。對於這些人員的培訓也是有區別的。訓練目標分

---

[21]　眾一，〈公共衛生之警權及財產〉《中華醫學雜誌》（1919）,15（2）。

[22]　王弼臣，〈施行地方衛生之管見〉，《中華醫學雜誌》（1919）,13（4）。

[23]　戴雅（B.R.Dyer），〈全國經濟委員會衛生實驗處訓練環境衛生人員實施辦法提要〉，《中華
醫學雜誌》（1935），21（11）。

為「甲種」和「乙種」，甲種目標為受訓人員能夠滿足國內各省市的需要。他們的任務除了能在各地發展公共衛生事業外，還需要訓練「乙種」的工作人員，乙種受訓人員包括公共衛生醫務人員、衛生工程師、護士、以及衛生稽查人員。而「乙種」的工作人員則是專供附近的縣區使用。除了這兩種人員之外，縣區的衛生機關負責本地鄉村衛生人員。通過這種由上而下的層層訓練程式，最終達到能夠覆蓋全國各省市的目的。

最早開始的訓練班當屬 1932 年 10 月開始的「稽查訓練班」，由衛生署和中央衛生實驗處聯合舉辦。至 1937 年，衛生稽查訓練班已經舉行了七屆，訓練期五至九個月不等，受訓者是從各個區的警員中選出。學習的課程包括污水的管理、廁所的消毒與檢查、免疫學、衛生教育、蠅鼠的消滅、衛生統計等。[24]

為了訓練公共衛生護士，協助推行衛生事業，從 1934 年開始，衛生署和中央衛生實驗處聯合開辦了「公共衛生護士訓練班」，參加的學員均是正式護士學校畢業，由各個醫師衛生機關保送，或者考試錄取。培訓班開課的日期為半年，前四個月為普通公共衛生課目，衛生護士學、婦嬰衛生、市政衛生、鄉村衛生、學校衛生、工廠衛生、社會問題、公共衛生護士行政等。後兩個月為特別醫事衛生實習，實習範圍為學校衛生、鄉村衛生、市政衛生、工廠衛生等。[25]表 3-3 是 1934 年至 1937 年衛生署公共衛生行政人員訓練所各省保送受訓學員人數統計。

由上表可以看出，基本上各個省市均有受訓人員，雖然人數比較少且主要集中在大中城市，但這些公共衛生行政人員為當時各省市公共衛生的執法品質與監督品質提供了一定的保障，顯示了中國對公共衛生執法人員的重視以及所做出的努力。

---

[24] 〈衛生署衛生實驗處衛生稽查訓練班之課目〉，《中華醫學雜誌》（1934），20（12）。

[25] 〈衛生事業消息·衛生署及中央衛生實驗處〉，《中華醫學雜誌》（1934），20（2）。

表 3-3 衛生署公共衛生行政人員訓練所各省保送受訓學員人數統計
（1934 年至 1937 年 3 月）[26]

	公共衛生醫師	公共衛生護士	衛生稽查	學校衛生人員
上海市	1	3	11	
南京市	*118	14	96	1
北平市			9	
廣東	9	6		
江蘇	6	30	5	3
湖南	10	29	4	
福建	56	32	13	
浙江	4	15	3	
河北	3	6	1	
陝西	5	1	3	
河南	6	5	1	25
江西	29	5	9	1
山東	4	2	7	
四川	1	5		
其他	7	18	18	2
總計	259	172	180	32

*包括衛生實驗處，中央醫院及南京市立醫院保送者在內

第五節 新衛生保健體制下傳染病防治的成效

一、防疫體系的建立

從 1911 年至 1930 年的二十年時間中，中國已建立了一定規模的控制傳染病的防疫體系，如建立了中央和各省的防疫機構，一些大中城市設立了傳染病院或隔離病院，創辦了中央衛生實驗處、熱帶病研究所等傳染病研究機構，成立了公共衛生委員會、公共衛生教育聯合會。這些機構的建立意味著預防醫學在中國建制化的完成，同時也標誌著中國衛生保健體制從古代向近代的轉變。

---

[26] 金寶善，許世瑾，〈各省現有公共衛生設施之概況〉，《中華醫學雜誌》（1937），23（11）。

1、中央防疫機構的建立

1911 年東北三省發生鼠疫後，成立了北滿防疫處，是中國最早的防疫機構。1917 年冬山西、綏遠一帶發生鼠疫，疫勢嚴重並沿京綏、正太鐵路向內地蔓延。1918 年 1 月，北洋政府內務總長錢能訓據傳染預防條例設立防疫委員會，派江朝宗充任內務部防疫委員會會長，派衛生司長劉道仁為防疫委員會事務主任，請派伍連德（伍氏後因患病回京調養，改派全紹清接任）、陳祀邦、何守仁為檢疫委員，擔任預防事務，以防止傳染病的蔓延。1 月 16 日頒布了《檢疫委員會設置規則》和《火車檢疫規則》。1 月 21 日，檢疫委員會在大同開會討論中國北方之防疫辦法。在醫學界和社會各界的呼籲下，內務部責成衛生司籌設中央防疫處。1919 年 3 月中央防疫處成立，隸屬內務部。主持各種傳染病之病原細菌及預防治療諸方法，如疫苗、血清及痘苗製造等工作。根據中央防疫處組織章程，中央防疫處分為三科，第一科下設疫務和經理兩股，負責防疫計畫和行政管理；第二科下設研究和檢診兩股，負責對各種傳染病進行細菌學和免疫學和臨床標本的診斷；第三科下設血清、疫苗三股，負責生物製品的製造、保管和實驗動物管理。中央防疫處內設有血清室、生化室、疫苗室、狂犬疫苗室、接種室等。主要的技術人員有金寶善、俞樹芬、陳宗賢、陶善敏等。

中央防疫處為預防和控制中國傳染病流行而設，主要職責在於從事對傳染病的細菌學研究和進行各種生物製品的生產。從 1919 年成立後，生產了一大批品質可靠的生物製品，到 1934 年共達四十八種，包括：（1）抗毒素及血清類：白喉抗毒素、赤痢血清、鏈球菌血清，（2）類毒素類：猩紅熱類毒素、白喉類毒素等；（3）疫苗類：牛痘苗、霍亂疫苗、狂犬病疫苗、乾燥牛痘苗、混合傷寒疫苗、百日咳疫苗、腦膜炎疫苗等；（4）診斷材料有：結核菌素、康氏沉澱反應抗原、白喉毒素、猩紅熱毒素以及診斷用血清和診斷菌液，大部分品質好，療效可靠，在國內外頗受好評。

　　在研究工作上，中央防疫處也做了大量工作。據 1934 年統計，1919 年以後中央防疫處共發表論文四十一篇，研究工作包括以下內容：對病原性細菌的細菌學研究、免疫學研究、新菌種的發現、分離和新的生物製品的試行研製、寄生蟲病學研究。[27]1935 年 12 月，中央防疫處遷至南京，1937 年抗戰爆發後輾轉遷往昆明，1945 年遷回北平。

　　南京政府成立後，全國管理防疫工作的機構有兩個：一是衛生署，一為衛生實驗處。衛生署隸屬內政部，掌管全國衛生行政，其中包括「管理各地方傳染病流行之情報，並指導設計防堵計畫，……指導協助各地方辦理預防工作。衛生署下設置海港檢疫處，為辦理全國海港檢疫之總機關。」[28] 1932 年 9 月，南京政府又成立中央衛生設施實驗處，目的為掌理各項衛生技術設施及檢驗鑑定製造研究，是全國的最高衛生技術機關，隸屬於全國經濟委員會。1933 年 11 月改名為衛生實驗處。衛生實驗處內部設有「防疫檢驗系」和「寄生蟲系」。前者進行的工作有：各項傳染病的研究和預防方法的創設以及指導、各項細菌學的血清學檢驗的鑑定等；後者主要對各種寄生蟲病展開調查以及研究消滅方法。[29]

2、地方防疫事業

　　各地方防疫事務一般由地方衛生處負責，除少數地方外，大多省市均未設立獨立的防疫機構。各地方衛生機構辦理防疫事務，多偏重於種痘及傷寒、霍亂等疾病的預防接種工作。經過努力，至 1930 年代中期，主要大中城市的天花發病率已顯示下降趨勢；霍亂的大流行也得到了有效控制。在南方各省寄生蟲病的防治亦有進展，衛生署協同地方衛生機構開展了寄生蟲病的防治工作，1933 年，陝西省設立了陝西防疫處，其他一些省份成立了蕭山薑片蟲工作隊，衢縣防治血吸蟲

---

[27] 鄧鐵濤，程之范主編，《中國醫學通史・近代卷》，頁 347。

[28] 劉瑞恒，〈三年來中央衛生設施概況〉，《衛生半月刊》（1935），2（1）。

[29] 中國第二歷史檔案館館藏檔案：衛生部統計室衛生統計圖表，全宗號 327，案卷號 93：2。

病隊，清浦黑熱病研究隊，紹興肺蛭蟲調查隊，杭州血吸蟲病防治隊。1935 年，設立福建省鼠疫防治所。

3、防疫研究機構

科研機構的設立是促進防疫工作的必要條件。中國早期的醫學研究機構，大多以傳染病防治為重要內容。如 1911 年之前設立的醫學研究機構，大多數與傳染病有關，主要有：1884 年，上海設立衛生實驗室，從事霍亂病的研究；1892 年，香港設立天花疫苗的研究所；1905 年，香港設立細菌學研究所；1908 年，唐山設立傳染病實驗室；1909 年，成都設法蘭西細菌學研究所。

北洋政府以及國民政府時期，當局也設置了一些傳染病學研究機構，如中央防疫處。1928 年 7 月國民政府教育部在杭州西湖錢王祠設立熱帶病研究所，這是中國早期重要的熱帶病學研究機構，其研究組織分有病理學、細菌學、寄生動物學、醫化學、藥化學、動物學等部，另有血清疫苗製造以及臨床治療兩個部門。主要的研究工作有：對杭州地區瘧疾發病情況的調查，肥大吸蟲透視標本製作法，惡性瘧疾的治療，霍亂菌在國產茶、酒等飲料中存活能力的調查等。另外，成立於 1928 年的中央研究院和成立於 1929 年的國立北平研究院也有傳染病學的相關研究。

除此之外，還有來華的外籍醫學學者設置的私立的研究所，如 1923 年，天津法租界巴斯德路設立了巴斯德研究院，從事狂犬病防治以及細菌學、血清學的研究工作。1929 年 5 月，來華的英國商人雷氏德（Lester H.）在上海去世，他將 1700 萬白銀留給雷氏德信託會創立了雷氏德醫學研究所。「在研究方面，…將為下列的研究提供便利，細菌學、寄生物學…。」1932 年，雷氏德研究所實驗室大樓在上海建成，設有生理學部，從事生理學、營養學、及對中藥的研究；病理科學部，從事細菌學、血清學、寄生蟲學、昆蟲學等研究。

近代教育和科學在中國得到了一定的發展，很多醫學院校中設立了與防疫相關的研究機構。設置了傳染病學相關研究的醫學院校有：

國立中央大學醫學院（從事過腦炎病毒、狂犬病毒、砂眼衣原體、肺吸蟲病、梅毒等研究）、國立同濟大學醫學院、國立北平大學醫學院（對梅毒、白喉、等研究）、北平協和醫學院（對破傷風、斑疹傷寒、白喉、結核、傷寒、梅毒等進行研究）等。

　　這些研究機構為中國的傳染病學和微生物學的進步做出了貢獻。1926 年，齊長慶從一位天花患者的痂皮中分離了一株天花病毒，這株病毒經過猴－兔－牛等動物交替傳代減毒成為可用於製造牛痘疫苗的毒種，後稱該株病毒為「天壇株牛痘病毒」。1931 年春袁浚昌從北平衛生事務所捕殺的一隻瘋狗腦中分離出狂犬病毒，經家兔腦內連續傳代二十代以上演變為固定病毒，1933 年開始用於製造狂犬疫苗的毒種。這株毒種沿用至今，定名為「北京株」狂犬病毒。1935 年 11 月廣西省衛生試驗所（初名廣西製藥廠）開始研製鼠疫疫苗，1937 年 1 月研製成功，當年就用到鼠疫疫區。到 1938 年前後一共使用三次，接受注射人據記載約有五千七百餘人。當時在各疫區使用的過程中，前後受注射的人除了由一人患腺鼠疫但是症狀較輕並且短期之內就痊癒之外，其他接受注射的都沒有感染鼠疫的報告。[30]由此可見，中國近代在對傳染病病原的發現、發病機理的研究、抗毒血清以及疫苗的研製方面取得了重大的成就，為中國的傳染病的防疫奠定了科學基礎。

二、傳染病控制的成效

　　二十世紀三○年代初，中國總體健康水準有所提高。主要表現在大的流行病在次數和強度上已明顯減少，如通過預防接種和供應清潔的飲用水，霍亂或霍亂性腹瀉的發病率和死亡率逐漸減輕。由於居民開始飲用井水而不是河水，所以患痢疾的人數大大的減少了[31]。國人開始重視接種疫苗的重要性，全國範圍內雖然依然流行天花，但是程度要比以前輕。從表 3-4 約略可知當時一些重要傳染病在北京地區的流行情況。

[30] 毛采章，〈鼠疫活菌苗我國研究成功史〉，《中華醫史雜誌》（1953），4。
[31] G.D.Gray，Summary of Medical Events in China During 1923, in H. G. W. Woodhead ed., *The China Year Book*, 1924-5,天津：The Tientsin Press, Limited, 1925.

表 3-4　1929-1937 年北京市第一衛生區幾種重要傳染病的死亡率

	1929	1930	1931	1932	1933	1934	1935	1936	1937
白喉	0.6		0.8	0.6	0.9	1.01	0.2	0.6	0.9
猩紅熱	1.5		12.5	5.0	0.6	0.6	0.9	12.3	1.0
天花	0.2		0.2	2.5	0.8	0.18	0	3.1	0.2
鼠疫	0		0	0	0	0	0	0	0
傷寒或類傷寒	2.1		1.6	1.9	0.3	0.3	0.4	0.1	0.4
霍亂	0.2		0	1.9	0	0	0	0	0

　　雖然在 1949 年以前，由於內戰不斷，整個國家社會經濟發展和人民生活水準增長緩慢，傳染病控制並不理想，但是中國醫學家在建立中國新型衛生體制、改善傳染病防治方面所做出的努力是值得肯定的，他們的探索性工作和創建預防模式為後來的疾病防治奠定了基礎。

三、海港檢疫權的收回

　　海港檢疫設立的目的是預防傳染病藉海運而侵入港埠，是防止疫病傳播的重要環節。而海港檢疫機構的職司所在又是國家主權的象徵。1684 年，康熙開放海禁後，設立了粵海關、閩海關、浙海關、江海關，管理對外貿易及徵稅事宜，但對於預防疫病由海運侵入之事，不甚關心。鴉片戰爭後，1842 年中英簽定南京條約，許外人以領事裁判權並參與海關關稅徵收及海港檢疫，凡外國來港船隻，亦由外人管理，故登船檢驗，處理染疫船隻，隔離患病人員等事，均由輪船公司自行處理。[32]

　　隨著通商口岸貿易來往的增加，尤其是西方殖民國家在東亞及東南亞地區活動的頻繁，導致了鼠疫、霍亂等烈性傳染病的多次世界性大流行，直接威脅著中國沿海的通商口岸。當時上海是中國第一大港，占全國對外貿易的三分之二，而廈門與汕頭為華南對外移民的主要港口。當 1873 年印度、暹羅（泰國）、馬來亞、印尼等霍亂流行並向海外廣泛傳播時，上海與廈門先後制定檢疫章程，開始實施海港檢疫，由海關兼辦，委派醫官對疫區來船實施檢查與衛生處理。而汕頭也在

---

[32] 宋志愛、金乃逸，〈我國海港檢疫事物沿革〉，《中華醫學雜誌》（1940），25（12）。

1883 年菲律賓霍亂流行時開始檢疫。

1895 年，廣州、香港鼠疫流行，上海在楊樹浦設立臨時檢疫機關，1900 年又在吳淞口外崇寶沙設立固定的檢疫處，檢驗來自鼠疫源區的船隻，若中國籍患者交中國醫生治療，而外籍病人則送工部局隔離醫院治療。

除上述滬、廈、汕外，其他開放口岸，當疫區來船上有病人時，也由海關派醫官上船查驗，如天津（塘沽）、北海、海口、溫州等。有的也委派教會醫院（如寧波由華美醫院，福州由馬江聖教會醫院）的醫生兼任。

當時由於各港的檢疫權掌握在外國醫生及外國領事稅務司之手，缺乏統一管理，而且每當有傳染病發生，他們往往只求於外人無礙，而對於中國居民則無所計較。再加上各海關的指揮部門由利害關係不一致的領事們組成，疫情消息往往須經過相當長的時間，才能被其他港口所獲得，在此期間，傳染病已經蔓延開來。這種體制不僅嚴重地妨礙對疫情的控制，也影響到主權國家的聲譽。中國醫學家提出「中國海港檢疫乃主權問題，弊病不少，實有改組之必要」，並多次提議收回港口檢疫權。

1928 年，國民政府行政院增設衛生部，期以積極擴展全國衛生行政，也擬整頓海港檢疫體制，以納入正軌。應國民政府邀請，國際聯盟衛生組織派衛生委員拉西曼（Rajman）等人來華考察海港檢疫。翌年，又派疫病專家前來協助。後經當時財政部長宋子文、衛生部長劉瑞恒、海關署長張福運與總稅務司梅樂和等商議，決定由衛生部將海港檢疫事物自各海關接收管理。1930 年 5 月 26 日，衛生部令由伍連德籌備接收全國海港檢疫事務，期以二年內將各海港檢疫事務逐步由海關收回辦理。同年 6 月，國民政府頒布《海港檢疫章程》。1932 年，海港檢疫管理處正式成立，任命伍連德為處長，隸屬內政部衛生署，管理各海港檢疫機構。1936 年改名為衛生署海港檢疫處，各海港檢疫所由衛生署直轄。從上海開始，逐步收回全國海港檢疫工作與成立檢疫機構，統一全國衛生檢疫事宜（具體時間詳見表 3-5）。

表 3-5　中國海港檢疫權收回時間

海港	時間	備註
上海	民國十九年七月一日	上海衛生公司將輪船及貨物的薰蒸和消毒事務亦行移交
廈門	民國二十年一月一日	次日成立廈門海港檢疫所
汕頭	民國二十年四月三十一日	由潮州海關收回辦理
營口、安東	民國二十年十月	也管理地方公共衛生
武漢	民國二十年十一月	1974 年設辦事處於重慶，辦理內河檢疫
天津塘沽大沽秦皇島	民國二十一年四月六日	1974 年將三所合併為津塘秦海關檢疫所
廣州	民國二十五年九月	由廣州市衛生局關收回辦理

　　1930 年，中國政府獨立設置海港檢疫機構。由衛生部主持擬訂全國《海港檢疫條例》，伍連德被任命為新成立的海港檢疫處處長。1930 年 6 月 28 日，衛生部公布了中國第一個全國性的《海港檢疫章程》，該章程分九章，共 72 條，對海港檢疫的定義、區域指定、檢疫總則、各種傳染病的處置辦法、檢疫程式等都了詳細的規定，與此同時還公布了《海港檢疫消毒蒸薰及征費規則》和《海港檢疫標式旗幟及制服規則》，並通令全國各口岸分別施行。這標誌著中國正式收回海港檢疫權。

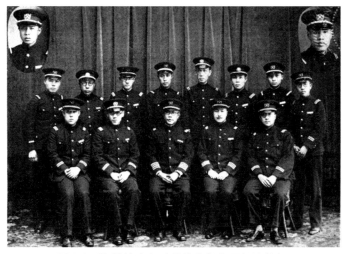

圖 3-3　海港檢疫處（前排中為處長伍連德）

四、國際聯盟衛生組織對中國衛生防疫建制化的貢獻

　　成立於 1920 年的國際聯盟（The League of Nations）是第一次世界大戰後建立起來的一個國際性的組織。國際聯盟衛生組織（The Health Organization of the League of Nations）是聯盟的三個技術機構（經濟、交通和衛生）之一，下設顧問委員會和衛生委員會，顧問委員會由統一巴黎的國際公共衛生事務所行其職權，衛生委員會則為聯盟的常設機構。衛生委員會以解決國際間各項疑難衛生問題為目的，推動與各國衛生行政當局的合作，派遣技術團指導公共衛生事業以促進各國的公共衛生事業。

　　國聯衛生組織設有疫況及生命統計機構，負責搜集和分析各國法定傳染病的發病和流行情況。它還設有專門委員會，聘請專家加入，開展疾病的預防工作。這些機構的工作有力地推動了世界公共衛生事業的發展。如 1920 年成立的流行病委員會，在控制俄國、波蘭等國發生的霍亂和傷寒的流行中發揮了積極的作用。中國是國際聯盟成員國之一，中國的衛生保健體制的建立與國際聯盟衛生組織的指導和幫助有關。

　　1929 年 9 月，南京政府衛生部正式向國聯衛生組織提出請求，希望國聯衛生組織派一個團來中國進行港口衛生和海港檢疫考察。11 月，拉西曼率國聯衛生組織考察團來華。視察了南京、杭州、上海、青島、大連、瀋陽、天津、北平、廈門、廣州、香港等中國的主要港口和城市，此外也視察了一些小城鎮及鄉村。考察團於 1930 年初離開中國。回日內瓦後，拉西曼向國聯衛生組織提交一份報告並得到批准。報告的主要內容包括：（1）國聯衛生組織與中國衛生部合作解決中國的衛生問題；（2）國聯衛生組織協作改組中國港口檢疫組織；（3）在杭州建立一所示範性的國立醫院；（4）推動中國醫學教育的系統化；（5）協助建立中央衛生設施實驗處；（6）與設在新加坡的遠東疫況情報局密切合作。

　　1929 年 12 月，南京政府批准了國聯衛生專家和中國專家共同擬定的建立中央衛生設施實驗處的計畫。該處從創建至抗戰前六年時間裡

開展了大量的工作，例如，進行了瘧疾、血吸蟲病、黑熱病、鼠疫等重要傳染病和寄生蟲病的調查與防治；建立了若干市、縣的防疫機構；著手部分地區的衛生工程的籌建；制訂了生命統計制度；開展了婦嬰衛生、學校衛生和衛生教育工作及培養各類專業人員。該處的工作推動了中國公共衛生事業的發展。

第三章

疾病防治：中國大陸衛生保健體系的建構

　　醫學的近代化過程也是醫學的社會化過程。歐洲工業革命後，工業化、都市化導致的流行病、職業病驟增，使人們認識到疾病防治不僅需要個體的醫療保健，而且更需要社會建立完善的衛生保健體系。十九世紀末二十世紀初，歐洲國家陸續進行了醫療體制的改革，強化了國家衛生保健體系在防治疾病、增進健康中的主導作用。前已述及，中國近代醫學建制化的開端源於鼠疫防治。本章將進一步闡明近代衛生保健體系的建構是疾病控制的核心問題。

　　國家衛生保健體制由衛生行政體系、衛生服務制度、醫療保健制度和衛生執法監督等方面構成，是工業革命以後社會政治改革和經濟發展的結果。它通過制訂衛生政策、改善衛生條件、提供疾病防治服務等措施，達到增進國民健康、減少疾病的目的。

第一節　中國大陸衛生行政體系的創立

　　衛生行政是指「保護國民之健康，由政府以法令規定一定之制度而施行之。」[1] 十九世紀以後，西方國家的一些醫學家和社會改革家注意到人類的健康與疾病不僅僅是科學問題，而且也是社會和政治問題。1842 年，英國律師查德維克（E.Chadwick, 1801-1890）等人對倫敦、曼徹斯特、格拉斯哥等城市的貧民窟進行了系統調查，研究了貧困、

---

[1]　生瘋，〈吾之醫事行政之管見〉，《中華醫學雜誌》（1918），4（4）。

不良生活環境與疾病之間的關係，發表了《關於英國勞動人口衛生狀況的報告》。這篇報告不僅分析了疾病的社會和經濟代價，而且提出改進貧民的衛生狀況等多方面的建議，其中最重要的成果是設立衛生局，並任命專職的衛生官員。1850 年，英國成立了國家衛生局，衛生學家西蒙（J. Simon, 1816-1904）被任命為專職衛生官員。法國在十九世紀初也成立了國家衛生機構：1802 年，在馬賽省成立了衛生委員會；1810 年，法國成立了疾病自願保險委員會；1822 年，法國成立了最高衛生委員會。1881 年，德國頒布了「工人傷殘、疾病、養老社會保險綱要」，1883 年頒布「疾病保險法」等，為世界最早的醫療保險計畫。1850 年，美國的麻塞諸塞州建立了衛生總理事會；1866 年，紐約市設立衛生局。至二十世紀初，在許多歐美國家衛生行政已成為國家和地方政府機構的一個組成部分。中國的衛生行政的建制化建設起步於二十世紀初期。

一、中央衛生行政建制

中國近代中央衛生行政機構初創於 1905 年，在巡警部警保司下設衛生科，唐堅任科長。1906 年，衛生科改隸內務部，並升格為衛生司，唐堅任司長。辛亥革命後，中央政府的衛生行政機構隸屬內務部，設衛生司，任命林文慶為司長。然而，由於政局變動，袁世凱就任總統並將首都從南京遷至北京，政府組成人員也發生變動，林尚未上任就由吳晟替代，吳氏曾留學日本學習藥學。1912 年，政府再次改組，內務部衛生司又降級為內務部警政司衛生科。1916 年，黎元洪執政後恢復內務部衛生司建制，由唐堯欽出任司長。

衛生司職掌全國公共衛生事務，但學校衛生由教育部管理，工業衛生由農業和商務部管理，陸軍和海軍部管理軍隊衛生。衛生司的主要職責包括：

傳染病預防與接種及其他公共衛生事務；

海港和鐵路檢疫；

醫生和藥劑師監管；

藥品核對總和管理；

管理有關衛生協會、地方衛生機構和醫院。

由於民國初期政局變動頻繁，中央衛生行政所發揮的作用十分有限。1927 年後，南京國民政府於內政部下設衛生司，管理衛生行政。1928 年 11 月，為推進全國衛生行政工作，國民政府改設衛生部。衛生部根據制訂的中央衛生行政機構組織法，擬設醫政、藥政、防疫、保健、地方衛生和總務司及中醫委員會，因經費所限，藥政和地方衛生兩司當時暫未設置。但衛生部建制只維持了短短三年，1931 年，衛生部被縮減為內政部衛生署，且隸屬關係也不斷發生變化，如 1936 年 12 月，衛生署改隸行政院，1938 年，又改隸內政部，1940 年再改隸行政院，1947 年恢復衛生部建制。

雖然南京政府的中央衛生行政機構的規模和隸屬關係也發生過多次變動，但從 1928 至 1937 年之間，衛生行政建設頗有成效，基本上形成了以衛生部（署）和衛生實驗處為核心的中央衛生體系。衛生部（署）掌管全國衛生行政，由總務、醫政、保健、防疫、統計五個司組成；衛生實驗處掌管全國衛生實驗、調查及指導事宜，並訓練專門技術人員，其分為防疫檢驗、化學藥物、寄生蟲學、環境衛生、社會醫事、婦嬰衛生、工業衛生、生命統計和衛生教育 9 個系。衛生部還設立了兩個諮詢委員會：中央衛生委員會和衛生顧問委員會。前者主要宗旨是商議國家重要的衛生事務，後者由聘請的國際知名專家組成，宗旨是提供國際衛生諮詢。

1928 年，衛生部頒布了《全國衛生行政系統大綱》（民國 17 年 12月 1 日公布），規定了各級衛生行政機構的組成、隸屬關係、職責和衛生行政人員的任職資格。此後，又陸續頒布了一系列衛生法規、章程（見表 4-1），初步搭建起全國衛生行政體系的架構。

為了加強衛生工作，衛生部（署）還設立了直接管轄的中央衛生事業機構，主要有中央防疫處（總部在南京，在北平和蘭州設有分支實驗室）、西北流行病防治處、南京中央醫院、中央衛生實驗室、全國海港檢疫總管理處、唐山農村衛生實驗站等。至 1930 年，國家衛生體

系基本上完成了從清掃街道向疾病防治的轉變，建構起國家預防、治療、保健的框架。

表 4-1　醫事行政法規

名稱	公布（實施）日期
全國衛生行政系統大綱	民國十七年二月一日公布
內政部衛生署組織法	民國二十年四月四日公布實施
中央衛生委員會組織條例	民國十七年十二月十七日公布，民國十九年二月十七日修正
中央衛生試驗所組織條例	民國二十一年四月十六日公佈實施
中央衛生試驗所品物規則	民國十八年三月十四日公布
中央衛生試驗所試驗品物收費表	民國十八年四月十二日公布，同年十一月十七日修正
海港檢疫管理處組織條例	民國二十一年五月三十日公布
海港檢疫所組織章程	民國十九年八月十九日公布
中央防疫處組織條例	民國十九年三月二十四日府令公佈
中央防疫處技術委員會組織規程	民國十九年四月十二日公布
中央醫院章程	民國十九年三月六日公布
中央醫院委員會章程	民國十九年三月十七日公布
捐資興辦衛生事業褒獎條例	民國十八年二月四日公布施行
防疫人員恤金條例	民國十八年二月一日公布
防疫人員獎懲條例	民國十八年二月二十八日公布
種痘條例	民國十七年八月十九日公布施行
省市種痘傳習所章程	民國十八年二月十三日公布
傳染病預防條例	民國十九年九月十八日修正公布
傳染病預防條例實施細則	民國十七年十月三十日公布施行
解剖屍體規則	民國十七年十二月二十日修正公佈施行
修正解剖屍體規則	民國二十二年六月公布
管理醫院規則	民國十八年四月十六日公布施行
西醫條例	民國十九年五月二十七日公布
醫師暫行條例	民國十八年一月十五日公布
藥師暫行條例	民國十八年一月十五日公布施行
管理藥商規則	民國十八年八月二十四日公布施行
管理成藥規則	民國十九年四月二十六日公布施行
管理注射器注射針暫行規則	民國十九年三月二十一日公布施行
管理接生婆規則	民國十七年十二月二十日修正公布
助產士條例	民國十八年五月二十一日修正公布施行
麻醉藥品管理條例	民國二十年十一月七日修正公布施行
醫院兼理戒煙事宜簡則	民國十九年四月二十九日公布
學校學生健康檢查規則	民國十八年十一月二十七日公布
檢定考試規程	民國十九年十二月二十七日公布

高等考試西醫醫師考試條例	民國十九年十二月二十七日公佈
高等考試藥師考試條例	民國十九年十二月二十七日公佈
高等考試衛生行政人員考試條例	民國十九年十二月二十七日公佈
特種考試助產士考試條例	民國二十年三月二十四日公佈
醫師須知之刑法條文集注	
中華醫學會醫師條誡	

　　中央衛生實驗處在全國範圍內開展了疾病調查，成立了清浦黑熱病研究隊、杭州防治血吸蟲病隊、紹興肺吸蟲調查隊、蕭山薑片蟲工作隊、衢縣防治血吸蟲病隊、南京市生命統計聯合辦事處、句容縣生命統計實驗區等。雖然這些調查工作是初步的、局部的，但為瞭解中國的疾病分布、主要疾病、主要死因等積累了基本資料。

　　為培養全國衛生專門人才，中央衛生設施實驗處特設各種學校及訓練班，如國立第一助產學校、中央助產學校、中央護士學校、中央醫院住院醫師訓練班、衛生稽查訓練班、公共衛生醫師講習班、公共衛生護士訓練班及學校衛生訓練班等。

　　這些學校和訓練班所培養的學員回到各地後，創辦衛生機構，承擔起預防接種、新法接生、食品衛生監督等方面的工作，為減少流行病、降低新生兒破傷風、產褥熱的發病率、預防腸道傳染病等當時危害人們健康最常見的疾病發揮了積極作用。

表 4-2　中央衛生設施實驗處舉辦的衛生人員培訓學校和訓練班

學校或訓練班	時間	地點	備註
第一助產學校	1929	北平	分高級班（師資）、助產士研究班（進修）、護士助產訓練班、助產士訓練班四種。
中央助產學校	1932	南京	修業 2 年
中央護士學校	1932	南京	培養普通護士和公共衛生護士
住院醫師訓練班	1930	南京	訓練國內醫科畢業醫師的臨床經驗，修業 2 年。
公共衛生醫師講習班	1933	南京	修業 6 個月，畢業後分派各地工作。
衛生稽查訓練班	1932	南京	修業 6 個月，畢業後分派各地工作。
公共衛生護士訓練班	1934	南京	修業 6 個月，畢業後分派各地工作。
學校衛生訓練班	1932	南京	修業 1 個月。

二、地方衛生建制

為了促進地方衛生行政機構的設置，1928 年 12 月頒布的《全國衛生行政系統大綱》第二條規定：各省設立衛生處，隸屬於民政廳兼受衛生部之直接指揮監督。第三條規定：各特別市設衛生局，隸屬於特別市政府，兼受衛生部之直接指揮監督。第三條規定：各市縣設衛生局隸屬於市縣政府兼受衛生處之直接指揮監督。[2]

1929 年 2 月，衛生部在南京全國衛生會議，邀請 20 多為省市衛生機構的領導人出席會議，如北平黃子方、天津的全紹清、上海的胡鴻基、南京的胡定安等，會議聽取了世界各地現代衛生工作的介紹，討論了當時衛生工作的迫切任務，決定了城市衛生工作中心的轉移，即從過去僅僅把街道清潔和清除垃圾作為衛生工作的中心轉移到以更科學和更現代化的衛生措施開展疾病防治工作。會議還要求政府從庚子賠款基金中，盡可能多地撥給公共衛生事業。

時任上海市衛生局長的胡鴻基在論述國家衛生體系的建設問題時指出：國家衛生行政機構由中央和地方二大部分組成，其中：

> 中央衛生機構為全國衛生行政中心，其主要職權為：（1）與衛生有關係各種法規之擬訂或審核；（2）監督指導全國衛生政務之進行，並補充其力之所不及；（3）謀與衛生事業有關各務之聯絡策進；（4）獎進公共衛生及預防醫學治療醫學等之學識技能；（5）協助國際間之衛生事業。
>
> 地方衛生機關為衛生行政之執行機關，主要任務在推行國家衛生政策，而使之實現，並於國家賦予之權力範圍內，執行監督指導等職權，並得擬訂或審核地方單行衛生法規，措施方針，以預防與治療同時注意為原則。[3]

2　小野得一郎，《中華民國醫事綜覽》（東京：同仁會，1935），頁 5。
3　胡鴻基，《公共衛生概論》，（上海：商務印書館，1929），頁 59。

　　胡氏為美國首家獨立的公共衛生學院——約翰·霍普金斯大學公共衛生學院的畢業生，回國後任上海市衛生科科長、衛生局局長，致力於國家衛生行政體系的建立，1933 年因車禍而喪命。為了紀念他對衛生事業的貢獻，國際聯盟衛生委員會設立了一個以他命名的獎學金，每年資助一個公共衛生工作者赴國外做研究生。[4]

　　1931 年國民政府公布的《修正省政府組織法》規定，民政廳為主管機關。該法中第十條「民政廳掌理事務」中第四項制訂了有關衛生行政事項。[5]但是在 1934 年以前，各省對於衛生行政均未設專管機構，大都由民政廳設科或股，由普通行政人員兼辦。1934 年衛生行政技術會議決議：省設衛生處，市設衛生局，縣設衛生院（或縣立醫院）。在衛生局和衛生院下應設衛生所或衛生分所，6 月，江西省設立省衛生處，為全國各省設專管機構之始。浙江和雲南分別在 1934 年 7 月和 1936 年 8 月設置了「衛生實驗處」和「全省衛生實驗處。」但是其下並沒有具體分科負責防疫及相關工作。其後，福建、廣東、湖南、貴州、江蘇、安徽、山東、山西、河南、湖北、廣西、四川、綏遠和察哈爾各省相繼設立了隸屬於民政廳的衛生機構。[6]由於中央政府尚未制訂省衛生機構組織的法規，故省衛生機構的名稱相互不一。如江西稱全省衛生處，陝西稱衛生處，寧夏、湖南等省稱衛生實驗處，雲南稱全省衛生實驗處，貴州稱衛生委員會。直至 1940 年 6 月，頒布省衛生處組織大綱後，省衛生行政機構才有統一的規定。表 4-3 為至 1937 年各省市已經成立的已經設置了專管機關的衛生行政組織。

---

[4]　劉瑞恒，〈三年來的衛生工作〉，《中華醫學雜誌》（1933），19（10）。
[5]　中國第二歷史檔案館館藏檔案：衛生部統計室衛生統計圖表，全宗號 327，案卷號 93：2
[6]　同上，案卷號 893：7-12

表 4-3　1937 年已設衛生行政組織的省市[7]

省／市	機構名稱	成立年月
南京	衛生事務所	1932.5
上海	衛生局	1928.7
北平	衛生局	1934
廣州	衛生局	1921.3
南昌	衛生事務所	1934
江西	全省衛生處	1934.6
甘肅	衛生實驗處	1934.9
寧夏	衛生實驗處	1934.12
陝西	衛生委員會	1935.1
湖南	衛生實驗處	1934.7
浙江	衛生實驗處	1935.7
雲南	全省衛生實驗處	1936.7
安徽	衛生院	1936.8
青海	衛生實驗處	1934.11

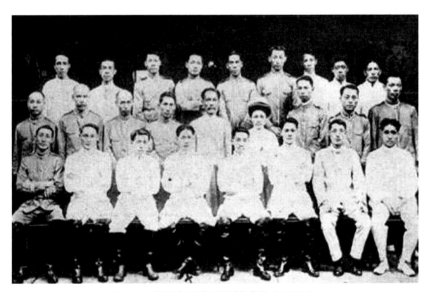

圖 4-1　廣州市衛生局全體成員（1921）

---

[7]　同上。

　　省衛生處直屬省政府，掌管全省衛生事物。各省衛生處因事物繁簡，財政狀況均有不同，故編制大小，亦不一致。依照省衛生處組織大綱的規定，省衛生處得設立省立醫院、衛生試驗所，衛生材料廠及其他衛生機構。但各省屬衛生機構設立與否，視各省實際情況，尤其是財政狀況而定。

　　省級公共衛生機構建立之後，有些省設立了市、縣級衛生行政機構。市分為（行政）院轄市和省轄市。按照民國時期的市組織法規定，衛生局不在必設之列，因此，各城市是否設立專門的衛生行政機構，以及衛生行政機構的隸屬、職責、名稱都各不相同，如有設衛生局者，有設衛生事務所者，還有設衛生院或衛生科者。但根據 1967 年所頒布的縣組織法規定，縣衛生工作屬公安局掌管。1932 年 12 月，衛生署規定各縣設立縣立醫院，辦理醫療救濟和縣衛生事業。1934 年 4 月，衛生署召開衛生行政技術會議，通過縣衛生實施方案，規定縣設衛生院。江蘇、浙江、江西、湖南、陝西等省照此方案陸續建立了縣級衛生機構。根據縣級衛生機構組織大綱規定，縣衛生院掌管全縣衛生行政和技術工作，主要包括醫院管理、醫療工作、傳染病管理、環境衛生、婦嬰衛生、學校衛生、衛生教育、生命統計及一般衛生行政，設病床二十至四十張。

　　衛生行政體系的建立是推進衛生保健事業、疾病防治的基本保證。但欲建立完備的近代衛生行政體系並非易事，需要進行長期、大量的艱巨工作。正如當時著名的衛生學家林竟成所指出：

> 公共衛生行政充分發展之先決條件：外在的條件和內具的條件。前者包括五項：（1）社會經濟之建設：抵禦外國經濟之侵略，擴充與改進社會生產之事業，改造社會之經濟；（2）政治之安定：政治上軌道，事權統一，刷新制度，中央政府之集權；（3）社會心理之改造：破除迷信冷淡自私保守之心理，創造更新奮鬥前進之情緒；（4）社會教育之普及：普及普通教育與公民教育，推進生產教育；（5）社會秩序之安定：民眾安居樂業。後者包括四項：（1）醫學教育制度之改革，實行公醫制度；（2）

衛生人員之訓練與保障：衛生人員之專業化，衛生行政技術會
議，衛生人員之進修；（3）衛生行政組織系統之調整：省市縣
之衛生行政單位統一管理，高級衛生行政長官應由中央任用；（4）
充分之經費：確定省市縣之衛生行政經費標準，中央與地方衛
生設施經費之負擔應有明白之規定。[8]

　　由於中國的社會組織，素以家族為基礎，而推行公共衛生事業需
以社會廣泛參與為前提，因此，給衛生行政制度的建設及其功能發揮
造成了阻力大而助力小的局面。直至1937年，僅有九個省和部分中心
城市建立了衛生行政體系。縣級衛生行政大多與衛生服務機構合併辦
理，即縣衛生院或縣立醫院既承擔醫療任務，也擔負預防及衛生行政
管理職責。據金寶善、許世瑾的調查，至1937年，有浙江、陝西、河
南、江蘇、江西、湖南、湖北、福建、雲南、山東、甘肅等省設立了
縣衛生機構。[9]

　　衛生行政體系的建立，確立了近代西方醫學在中國的政治地位，近
代醫學的疾病觀、衛生防疫觀成為國家層次上的醫學意識，而中醫學則
被視為一種民間療法，不再是衛生政策、衛生立法的思想資源。近代醫
學的許可權也從治療疾病擴大到疾病流行的監控、教育民眾健康的生活
方式、管理食品、水源、環境的衛生、保障兒童的健康發育等多項事物。

第二節　中國大陸衛生服務體系

一、以醫院為中心的衛生服務體系的初創

　　衛生服務是指衛生機構使用衛生資源向居民提供預防、醫療、保
健、康復服務的過程。前已述及，中國傳統的行醫模式是基於醫生與

---

[8]　林竟成，〈中國公共衛生行政之癥結〉，《中華醫學雜誌》，1936，22（10）。
[9]　金寶善、許世瑾，〈各省市現有公共衛生設施之概況〉。

病人之間一對一的坐堂模式。十九世紀中期之後，傳教士在中國開辦的西醫醫院，但無論在數量上，還是影響力上均不及中醫的診療機構。1876 年，中國有教會醫院十六所，二十四個診所，全年就診病人僅為四萬一千兩百八十一人。[10]1905 年，全國已建有教會醫院一百六十六所，診所兩百四十一個，至 1914 年，全國二十多個省教會醫院增加到兩百四十四所。雖然這些醫院的規模不大，但其影響力卻逐漸增加。民國建立後，在醫學界的多次呼籲下，政府方確定了醫院作為衛生服務體系主幹的地位。1918 年 1 月，北洋政府花費了四年時間投資興辦的第一所新型西醫醫院——中央醫院建成，並期望以此模式在每個省建立一所醫院。[11]但直至 1928 年《全國衛生行政大綱》頒布後，各省級醫院才陸續建立起來。從表 4-4 可知，至 1937 年，中國已有九個省設立了省立醫院，其中貴州省立醫院成立最早。

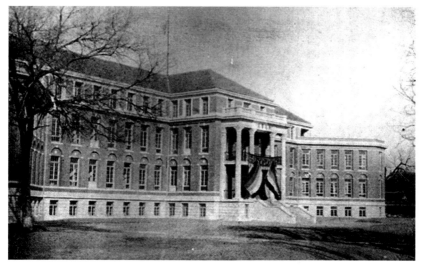

圖 4-2　1918 年建立的中央醫院

---

[10] 李經緯，程之范主編，《中國醫學百科全書，醫學史》（上海：上海科學技術出版社，1987），頁 111-112。
[11] H.Woodhead, ed, *The China Year Book (1923)*, 天津：The Tientsin Press, 1923, p 914.

表 4-4　各省省立醫院情況一覽表（至 1937 年）

	河南	湖北	甘肅	江蘇	貴州	寧夏	陝西	青海	江西
設立時間	1934	1930	1936	1929	1921	1935	1931	1929	1934
醫務人員	63	20	11	42	23	10	53	2	不詳
病床數	120	64	52	280	30	40	120	16	200
經費（1936）	34735	46512	46500	81336	30000	不詳	30000	23760	108000
住院人數（1936）	680	966	660	996	254	296	不詳	不詳	不詳
門診人數（1936）	91138	81730	14188	34442	13000	12000	不詳	不詳	不詳

　　江西省立醫院規模及設備較佳。除省立醫院外，各主要城市也設立了市立醫院，如南京、上海、北平、青島、廣州、漢口、天津、杭州等。上海有兩所市立醫院，青島市立醫院有五家分院、廣州有一所分院。此外，南京、上海、北平、青島、廣州還設立了傳染病院，廣州和青島設立了麻風病院，北平和廣州設立了精神病院。

　　無論從規模上還是從經費上，這些省立或市立醫院尚不能滿足民眾的需要。由表 4-5 可以看出 1934 年政府所管轄的醫院數達四百二十六所，有病床兩萬七千五百五十三張，平均每萬人口擁有的病床數還不到一張。有學者對南京、上海、北平、青島、廣州等城市市立醫院的調查表明，每萬人口擁有病床數分別為：一點七、二點一、零點六、三點七和一點七，[12] 與各省情況相差不大。中國醫院的病床數量與當時歐美國家每千人口應有病床兩張的標準幾乎相差十倍以上。[13] 儘管如此，這種中央、省、市、縣各級醫院的設立，初步形成了以醫院為中心的衛生服務體系框架，對中國推行近代醫療服務還是起到了示範作用。

---

[12] 金寶善、許世瑾，〈各省市現有公共衛生設施之概況〉。
[13] 胡鴻基，《公共衛生概論》，頁 57。

表 4-5　1934 年部分省民政局所轄的醫院、醫師、護士和病床數[14]

省	病院數	醫師數	護士數	病床數	人口（萬）	病床／萬人
江蘇	91	571	1032	7205	3129	2.30
浙江	73	288	440	3524	2063	1.71
河北	40	306	638	2118	2795	0.76
山東	33	170	262	2438	3800	0.64
福建	24	57	262	1835	1216	1.50
廣東	23	131	329	1859	3000	0.62
遼寧	22	168	278	1607	1514	1.06
四川	17	53	197	1063	7661	0.14
湖北	17	88	202	1459	2611	0.56
湖南	17	59	125	848	3160	0.27
山西	16	49	108	967	1215	0.80
安徽	16	49	115	556	2172	0.26
河南	8	37	74	762	3529	0.22
江西	7	17	70	518	1226	0.42
吉林	7	14	20	170	713	0.24
陝西	5	5	4	83	1722	0.05
廣西	5	12	48	293	1226	0.24
雲南	3	7	9	88	1102	0.08
黑龍江	1	2	6	60	367	0.16
甘肅	1	3	11	100	742	0.13
共計	426	2086	4212	27553		

　　1934 年，斯內爾醫師（Snell）對十九個省的兩百一十四個醫院做了調查，其中教會醫院一百五十個，公立醫院十四個，私立醫院五十個。他從衛生設備、標準床位、臨床實驗室、放射線設備及護理時間等方面與 1919 年的醫院調查進行了比較，表明儘管中國的醫院數目依然很小，但大多數醫院的品質正在提高，並逐漸在醫療保健中佔據了重要的地位。[15]

---

[14] 此表根據 J. Heng Liu，Health and Medicine, in *The Chinese Year Book (1935-36) Premier Issue*, Shanghai：The Chinese Year Book Publishing Company, 1936，頁 1577 和 H.Woodhead, ed., *The China Year Book 1934*, Chicago：University of Chicago Press, 1934，頁 3 資料綜合而成。

[15] J. Heng Liu，Health and Medicine, in *The Chinese Year Book (1935-36) Premier Issue*, Shanghai：The Chinese Year Book Publishing Company, 1936, p 1590.

表 4-6　Snell 氏對 214 所醫院的調查

1919 年 Balme 氏對 189 所醫院的調查	1934 年 Snell 氏對 214 所醫院的調查
總值為 6,464,780 美元，平均每所醫院為 36,916 美元。	總值為 43,467,121 美元，平均每所醫院為 214,465 美元。
共有 11,900 張病床	共有 16,930 張病床
8%有純水供應，6%達到供應整個醫院	50%左右解決了純水供應問題
25%沖水廁所	43%有好的衛生設施
50%偶爾或從不為病人沐浴	76%有入院沐浴，81%有定期沐浴
43%沒有洗衣房	80%有自己的洗衣房
37%沒有蚊帳，67%沒有廚房紗窗	91%有蚊帳，86%有廚房紗窗
34%沒有外科器具消毒設備	只有 9%沒有外科器具消毒設備
31%沒有建立任何實驗室	96%建立了臨床實驗室
82%沒有細菌培養器	44%沒有細菌培養器
87%沒有 X 射線機	50%有 X 射線機，43%正計畫購買
總設備價值 850,761 元	總設備價值 6,82,443 元
80%醫院只有 1 位外國醫生	136 家醫院有外國醫生 299 人
34%完全沒有護士，60%以上只有 1 個護士	5%沒有護士，平均每 10 張病床 1 個護士
62%沒有晚間護理制度	84%有 24 小時護理保健

　　在另一方面，政府還建立了貧民醫院及診療所，為支付不起醫療費的民眾提供醫療照顧。如北京的首善醫院（1915 年）、百泉醫院（1924 年）對貧民患者施診醫藥費從廉，而仁民醫院（1917 年）、貧民施醫院（1918 年）則對貧民免費。[16]「上海市內私人經營之醫藥職業，收費較昂，非一般市民所得普受其益。本局亦於滬南、閘北、高橋、吳淞、江灣等處分別設置免費診療所四處，免費診療車兩輛，並清款補助公立上海醫院及楊思診療所、高行醫院等，以利貧民治療。」[17]南京有六處診療所醫藥完全免費，自 1932 年 11 月－1933 年 10 月共診治病人 212 944 人；[18]各診療所每日就診病人集聚候診室，南京市衛生事務所利用候診時間，講述衛生常識，實施衛生教育。[19]「天津市府鑒於貧病甚憐，特令本市各公私立醫院，遇有貧民染患急病，送院醫療時，應隨時施

16　《北京衛生大事記，第一卷》（北京：科學技術出版社，1994），頁 502-504。
17　李廷安，〈上海市衛生局工作之概況〉，《中華醫學雜誌》（1934），20（1）。
18　王祖祥，〈南京市衛生事務所工作概況〉，《中華醫學雜誌》（1934），20（1）。
19　〈南京市衛生事務所實施候診教育〉，《中華醫學雜誌》（1934），20（2）。

診，並准予免收醫藥等費，以資救濟。」察哈爾省貧民醫院於 1933 年 11 月成立，患者來診一律免費。[20]江蘇先後成立棲霞山貧民醫院（1933年）、無錫貧民產院（1934 年）、武進縣立貧民產院（1934 年），為貧病民眾提供醫療。[21]全國各地先後建立了多所貧民醫院，為民眾診治疾病提供了一定的便利。但由於缺乏健全的資金保證體系，這些貧民醫院或臨時的免費診療大多維持時間不長。

二、專科醫院的建立及醫院的分科化

以醫院為中心的衛生服務體系的另一特點是醫院的專門化和分科化。專科醫院是為預防和治療某些特殊疾病尤其是傳染病所設立的醫院，如肺癆醫院、麻風病院、隔離醫院、時疫醫院等，也有些是隨著醫療技術的發展而分化出來的醫院，如骨科醫院、眼科醫院，婦產醫院等。

西方醫學傳入中國時，以眼科影響最大。這是因為中醫治療眼病的療效不及西醫，尤其是西醫眼科施行白內障手術已較為成功，使盲人複明在當時近乎於有神話之功。這也是傳教士醫生首選建立醫院眼科的原因所在。二十世紀初，在中國各地，不僅大城市，在較邊遠的中小城鎮也建立了以眼科為重點或眼科專科醫院，其中成立較早的是北京同仁醫院（1886 年）。1929 年華西協和大學醫學院及口腔醫學院的眼耳鼻喉科醫院成立，是中國最早的專科醫院之一，1932 年創建的順德府公教醫院（亦名仁慈醫院），是以治療眼病為主兼治其他科疾病的專科醫院，醫院還實行巡迴醫療為附近農村治療病症，頗受群眾歡迎。該院幾經擴建至 1939 年已發展至病床六十張，成為當時較大的農村專科醫院。全國其他的眼科醫院有：杭州眼科醫院（1921 年），漢口德齊眼科醫院，思明縣（廈門）明明眼科醫院，龍溪縣（漳州）精光眼科醫院等。[22]

---

[20]　〈消息〉，《中華醫學雜誌》（1934），20（2）。
[21]　〈消息〉，《中華醫學雜誌》，（1934），20（3）、（1934），20（5）。
[22]　參閱《中國醫學通史・近代卷》、《中華民國醫事綜覽》。

　　由於延續幾千年在家中分娩的傳統習慣，至二十世紀初中國的產科仍是處於極落後的狀況。有學者對清代一百三十五位紳士的子女生育、死亡數的統計分析表明，零至四歲的死亡率占其總數的百分之二十五。二十至二十九歲女性死亡比例比男性高出近一倍，產後死亡是年輕女性的最主要殺手。[23]如與當時死亡率最低的國家比較，中國每年要多死嬰兒兩百六十萬，產婦二十萬。[24]造成這種高死亡率的主要原因是舊式產婆的不潔接生方法。

　　1911 年英國醫生波爾特（M. Poulter）在距福州六十哩的福清縣建立產科病房，是中國有記載最早的產科病房。民國建立後，婦女衛生問題開始受到醫學界的關注。女性開始學習醫學，也促使婦產科學在中國的建立與發展。1925 年，楊崇瑞在北平第一衛生事務所開展婦幼保健工作，主要包括產前、產後的醫療服務、接生和家庭探訪。1928年，在中華醫學會學術會議上，楊崇瑞呼籲開展培訓舊式產婆、培養新式助產士的行動計畫。1929 年 1 月教育部與衛生部聯合組建了助產教育委員會，並決定在北平成立一所助產學校。1930 年 11 月，國立第一助產學校正式成立，並附設產院。不久在南京又成立國立第二助產學校。楊崇瑞於 1930 年擬定《助產士管理法》，要求各地應設講習所培訓舊式接生員，對新舊式助產士一律實行登記註冊。在助產改革、推動新式接生方法的影響下，全國各地的婦產醫院有較快的發展：江蘇、浙江、安徽、江西、甘肅、陝西、山東、河北、湖南、福建和雲南等省都成立了省立助產學校和婦產醫院。傳統的在家庭由產婆接生的習俗開始向在產院分娩的形式轉變。如浙江省立醫院住院產婦，1930年為兩百九十五人，1931 年為四百四十七人，1932 年為六百九十二人，1933 年為一千零七十三人，1934 年為一千五百零六人。1934 年是 1930年的五倍多，可見，科學的接生方法已獲得民眾的信賴。

　　近代醫學技術發展最顯著的標誌是外科的迅速進步。二十世紀初，

---

[23] 郭松義，〈清宣統年間北京城內人口死亡情況的分析〉，《中國人口科學》（2000），3。
[24] 王吉民、伍連德，《中國醫史》，頁 331。

外科克服了疼痛、感染和失血的三大障礙，獲得了巨大的發展空間，成為醫院治療主要內容。「自南京中央醫院十年三月成立起至二十年之底為止，計初診人數共為三萬五千五百七十三人，複診五萬七千八百二十三，住院病人五千一百一十一；其中以外科病人為最多，內科次之。」[25]

隨著外科學的進步，治療範圍日趨擴大，手術領域不斷拓展，逐漸演化，出現分工，在主體外科（大外科）中分化出一系列具有各自的解剖學生理學基礎，診斷檢查方法和手術治療技術特徵的分支學科，如骨科與泌尿外科已初具規模，其他分支外科，如神經外科、胸心外科、整形外科、小兒外科、頜面外科等也處於起步階段。1919 年，杭州建立了同仁外科醫院，是中國最早的外科專科醫院。北京協和醫院於 1921 年成立了骨科和泌尿科專科，由專科醫師主持，標誌著骨科和泌尿科在中國開始成為外科中的獨立分科。[26]此外，眼科、耳鼻喉科等手術科室在醫院中亦較早設立，如 1916 年協和醫學院設眼耳鼻喉科，1918 年北京協和醫學校開始將眼科與耳鼻喉科分開，成立了中國第一個眼科專科。1930 年，南京中央醫院已設立內、外、婦、眼、耳鼻喉、牙科、X 光、檢驗、電療等九個臨床科室，其中內科又分為普通內科、小兒、皮膚花柳、肺癆、神經和健康教育等科，外科分為普通外科、骨科和泌尿科。

一方面，醫院的分科化是以疾病為中心的醫學技術發展的需要，因為外科手術、實驗室和放射科等的醫療器械，集中在醫院這樣一個地方，由專門技術人員使用，為疾病的診斷治療提供了有效、便捷的途徑。另一方面，醫院分科化也擴大了醫院的功能，醫院不僅僅是治療的場所，而且將出生和死亡這些傳統意義上的生物學事件轉變成為了醫學事件，實際上是在近代疾病觀的影響下擴大了醫療干預的職能。

---

[25] 〈中央醫院年報〉，《中華醫學雜誌》，1933，19（4）。
[26] 參閱《中國醫學通史・近代卷》、《中華民國醫事綜覽》。

第三節　中國大陸醫療保健制度

　　醫療保健制度是指一個國家籌集、分配和使用衛生保健基金為公民提供疾病防治等衛生服務的一種綜合性措施和制度，包括醫療衛生機構的服務方式和醫療費用的負擔方式，其核心是衛生費用問題。民國時期，政府的衛生行政經費主要用於一般清潔衛生和垃圾處理，除政府及少數部門建立有公醫制度外，廣大民眾基本上為自費醫療，若遇到貧窮病人，也提供部分免費治療。

一、衛生經費

　　經費是發展衛生事業的基礎，欲建立和健全各級衛生機構，必須有相當之經費保障。然而，民國建立之初，衛生費用在行政費用中所占比例甚低，難以滿足醫療衛生工作的需要。1912 年 10 月，在北洋政府促使下，滿州總督撥款十四萬兩銀子設立北滿防疫處並建立哈爾濱、滿洲里、齊齊哈爾和同江四所防疫醫院，海關總監艾葛蘭同意每年從海關撥款六萬兩銀子作為北滿防疫處的維持費用。1917 至 1918 年華北鼠疫流行時，北洋政府從銀行集團借貸一百萬用作防疫，疫病控制後，利用餘款於 1919 年建立中央防疫處，並批准該處每年從海關領取十一萬元的經常費。1915 年，政府擬在北京建立一所中央醫院，於是召集幾位部長、商界人士和社會賢達開會商議，最後達成政府為醫院提供地皮，鐵路部門運送建設材料只收取半費、海關允許材料免稅進口，醫院的建設費用則需多方募捐籌集的協議。在多方的努力下，最後在 1918 年以三十萬元的代價建成了這所價值四十萬元的醫院，首任院長伍連德自己也捐贈了兩千元。政府中央醫院的建設不過如此，其他醫療衛生事業的經費投入就可想而知了。

　　地方的衛生經費投入與當地政治經濟狀況密切相關。廣州市是最早辦理市政衛生的城市，與其他城市相比起來衛生經費要多一些，如1925 年廣州市的衛生經費為三十二點五萬元，1926 年增加至五十點一

萬元，其中普通衛生及街道清潔費為二十萬元，醫院及診療所經費為二十二點六元，公共衛生費為七點五萬元。1927 年又增至五十八萬元。而上海市包括閘北和吳淞 1927 年的衛生總經費為二十七萬元，天津僅為七點六萬元，北平的衛生局經費為四萬元，另有十二萬元的清道和垃圾掃除費。這種衛生經費捉襟見肘的局面，令當時的醫界人士無不感慨，至清末新政引入衛生行政以來，國家衛生進步遲緩。[27]

　　1928 年，南京政府成立衛生部後，就全國現實的社會經濟狀況下，如何達到增進全民健康的目的，聘請專家進行調查。調查結果顯示，從中央到地方各級政府，衛生行政經費的預算有了一定的增加，但從總體情況看，依然十分有限，衛生費用的構成也反映出有限的費用只能用於一般性的清潔衛生方面，而用於疾病預防、衛生教育等方面的費用明顯不足。表 4-7 顯示了十年南京政府主要的中央衛生機構經費情況：

表 4-7　1928-1937 南京政府主要的中央衛生機構經費情況（萬）[28]

	1928	1929	1930	1931	1932	1933	1934	1935	1936	1937
衛生署			9.6	28.8	28.8	28.8	28.8	28.8	28.8	28.8
中央醫院		39.9	39.9	39.9	39.9	42.8	46.2	42.0	42.0	52.0
中央防疫處	6.6	11.3	11.3	11.3	11.3	11.3	11.3	11.3	11.3	11.3
西北防疫處						2.9	2.9	5.0	5.0	5.0
海港檢疫所							12.9	16.0	18.0	18.0
衛生實驗處							50.0	36.0	36.0	36.0

　　在衛生（部）署的推動下，各地方衛生行政經費也有所增加。見表 4-8。

---

[27]　伍連德，〈中國公共衛生之經費問題〉，《中華醫學雜誌》（1929），15（4）。

[28]　中國第二歷史檔案館館藏檔案：衛生部統計室衛生統計圖表，全宗號 327，案卷號 93：21。

表 4-8　1931-1936 部分省衛生行政經費情況（萬）[29]

	1931	1932	1933	1934	1935	1936
江蘇	5.4	5.2	5.2	20.4	24.3	22.9
浙江	10.4	9.8	22.9	23.8	32.9	10.7
江西				4.6	23.1	59.9
湖北	34.7	17.3	15.6	19.5	5.7	6.7
湖南	16.7	16.8	15.8	30.0	19.5	13.8
福建						16.1
山西		10.3	8.1	8.1	8.1	
河南		4.1	3.7	3.5	3.5	4.5
河北		0.3	0.3	0.2	0.2	4.8
陝西					31.2	28.1
廣西			1.9	6.0	9.3	5.9
雲南	1.1	1.2				
貴州		1.5	2.1	2.1	2.9	6.2
甘肅				4.7	5.3	8.3
青海		3.6	3.6	2.5	3.6	3.9
寧夏						7.4
綏遠						1.2
察哈爾	2.6		2.6	5.0	5.2	2.4

　　以 1936 年度衛生經費為例，江西省最高，為五十九點九萬元，綏遠最低，僅為一點二萬元。從趨勢上看，江蘇、貴州、廣西、江西增加較快，而湖北、湖南、陝西等省則有所下降，但因各省衛生事業均屬於草創時期，出經常費用外還有部分臨時經費，故總體上看還是表現出上升趨勢。

　　相比起來，城市的衛生經費增加更快，南京、北平兩市 1936 年的衛生經費比 1931 年增加了一倍以上，青島市增加了三倍。天津市則因受到行政隸屬關係變動的影響，衛生事業進展不快。（見表 4-9）

[29] 同上，案卷號 93：23。

表4-9　1931-1936部分城市衛生行政經費情況（萬）[30]

	1931	1932	1933	1934	1935	1936
南京	46.0	29.3	31.9	39.6	70.6	107.6
上海	35.2	31.4	37.3	39.9	46.3	44.1
北平	26.3	18.1	30.7	39.6	47.8	57.0
天津					47.0	39.4
青島	7.6	9.4	10.4	15.9	25.7	32.1
威海	5.5	3.9	1.5	1.4	1.4	1.7
廣州						93.9
漢口						14.6
杭州						31.2

　　縣級衛生行政經費，據《民國二十五年度各省市縣地方預算分類統計》所載，在呈報了地方歲入歲出預算的有十六個省，共計一千零九十八個縣，其中四百七十三個縣有衛生經費預算，占百分之四十三強，以江蘇每縣平均九千零五十五元為最高，湖北每縣平均一百七十二元為最低。在同一省份，衛生經費也相差懸殊，如浙江省鄞縣達四萬餘元，而寧海縣則僅為十元。[31]

二、衛生經費的窘困

　　中國衛生經費短缺以及在行政事業費中所占比例低的狀況，是當時醫界領袖最關注的問題之一。1936年，金寶善對部分省、市、縣的衛生經費及其與教育行政經費進行了比較，發現安徽、浙江、河南等省的衛生行政費僅占全部行政費用的百分之零點三，比教育經費少五十倍。江西作為中央衛生工作實驗區，衛生行政費用較多，也不過占全部費用的百分之二點二，仍比教育經費少四點三倍。城市的衛生經費稍高些，南京市的衛生經費占全部行政經費的百分之七點五，杭州為百分之七點四，上海為百分之四點八，青島為百分之四，也低於教育經費二到三倍不等。從衛生費用的分配比例上看，用於街道清掃和

---

[30]　同上，案卷號93：23。

[31]　同上，案卷號93：26。

垃圾處理的費用在百分之三十至百分之五十之間，用於醫藥設施的費用占百分之五十左右，而用於疾病預防、學校衛生、婦幼衛生、衛生教育、生命統計等方面的費用加在一起所占比例尚不足百分之五。[32]

　　根據當時蘭安生等人擬訂的都市衛生行政大綱及暫定標準，以一百萬人口城市最低衛生經費應達到一百四十八萬左右，即每一居民每年須有一點五元的衛生設施費用。但依當時情況最好的廣州才達到一元，只有少數城市還有提高的可能，大多數城市要增加衛生經費還有相當的困難。面對社會經濟凋敝、經費欠缺且一時難以解決的情況，有學者提出可通過徵收成藥廣告稅來增加衛生費用，因為對「生活必需品，如食物煤油布匹等類，徵稅愈輕愈妙，反之非必需品有害之奢侈品，如成藥等（戒煙丸之類亦），則應課以相當之稅。」並認為此項課稅之利益有二：一是可彌補衛生經費的不足，二是讓民眾藉衛生常識維護健康，而不再輕信藥商廣告的宣傳。[33]

　　在衛生經費極為有限的情況下，如何使之用途分配適宜也為當時醫界人士所關注，有學者比較了衛生費用的理想分配和實際分配，發現也有相當的調整餘地。見表 4-10。

　　從表中可以看出，環境衛生費（即清道費）比標準高出近五倍，總務費也高出三倍，而防疫費則低了八倍、保健費低了九倍。分析其主要原因還是費用總量太少，以致於行政當局不得不在最基礎的清潔工作方面有所偏重，而且清道辦得不好，最容易表現出來，直接影響到政府的聲譽。疾病預防、衛生保健則難以收到立竿見影的成效，於是退到了次要的地位。

---

[32] 金寶善、許世謹，〈各省市現有公共衛生設施之概況〉。

[33] 伍連德，〈中國公共衛生之經費問題〉，《中華醫學雜誌》(1929)，15（4）。

表 4-10　衛生費用分配的比較

	城市衛生費用 實際分配百分比	城市衛生費用 標準分配百分比
環境衛生費	51.0	10.6
治療費	17.0	20.0
總務費	10.0	3.7
防疫費	4.6	35.2
保健費	3.1	27.2
衛生教育費	0.5	0.4
衛生試驗費	0.5	2.4
統計費	0.3	0.5
其他	9.1	

　　以上所述，均反映出中國近代衛生事業尚處於萌芽時期，雖然基本上建構了中央、省、市和縣級衛生行政體系，但在疾病防治方面所開展的工作才剛剛起步。

第四章

理解疾病：衛生知識的大眾化

　　長期以來，疫病一直是人類社會的最大威脅，也是危害人類健康和生命最主要的一類疾病，同時，它也是人類理解疾病本質，探尋控制疾病方法的最好的模型。人類對於那些突然降臨的病災總是懷有恐懼的心理，尋找趨吉避凶的措施來預防災禍在人類社會的早期就有了豐富的經驗。《易下經》有「君子以思患而豫防之」的論述。《管子》認為「惟有道者，能避患於未形，故禍不萌。」《黃帝內經素問》也強調高明的醫生應當「不治已病治未病，不治已亂治未亂」。然而，這些思想僅是抽象的哲理，而未能真正應用到疾病預防的實際上去。因為，中國古代醫學對疾病，尤其是對疫病的解釋一直是十分含混的，亦無傳染的觀念，認為瘟疫是由疫鬼作祟所致，古人也注意到節令氣候之變化與疫病侵襲之間的聯繫，故民間常在季節變換時候，開展頗有聲勢的驅疫活動，如端午節懸菖蒲、掛艾葉，灑雄黃酒，用蒼術熏煙等，冀望避瘟疫、求安康。這類從巫術演化而來的民間驅疫活動，雖然表現了古人的衛生防疫思想，並且是實際而有效的辦法，但其對疫病的理解卻是基於經驗與猜測。直到西方醫學傳入後，國人才開始在科學基礎上重構疫病的預防知識。

第一節　衛生宣傳與疾病預防

　　公共衛生是一項全社會的事業，需要社會全體的參與，正如北京市第一衛生區事務所在其主辦的雜誌《大眾衛生》中所強調的：「所謂

大眾衛生是沒有階級的，就是要人人都知道衛生的真義。社會上各色人等，無論為士為農為工為商，是男是女是老是幼，不分貴賤，只要他們活著，他們就應該具備這種衛生常識，躬行實踐，以謀自己和人類的幸福……」並同時指出：「如何能使各個人能有維護與贊助公共衛生事業之觀念與熱心，亦惟有籍教育之力始能達到目的也。」[1]然而，由於傳統疾病觀的根深蒂固，直接影響到國人對近代公共衛生觀念的接受程度，相當多的民眾對疫病傳染性的認識模糊，甚至用迷信的態度對待傳染病，因此，當時在進行防疫工作時，防疫人員經常受到阻力。北平第一衛生事務所的工作人員深有感觸地指出：「我們辦理衛生的人，都感覺到一種共同的困難，這種困難就是人民衛生知識的缺乏，實在是衛生前途上一個最大的障礙！」因此必須對大眾進行衛生教育，「充實人民衛生知識，這是很重要的事。」[2]

一、衛生觀念的轉變

範行准在《中國預防醫學思想史》中，從巫術傳統、民間習俗到避疫措施、人痘接種，系統考察了古代的防疫思想、衛生觀念和防疫方法。範氏認為，中國醫學歷史悠久，本能的醫學與和歷史經驗相結合，是有若干近乎科學的預防醫學的原則。如《山海經》中記載了防蠱、防疫的方法和健體強身的藥物；民間廣泛沿用的避疫、隔離的措施；注意水源衛生的習俗以及預防狂犬病和天花的發明等。[3]但是，這些基於經驗的預防觀念並未闡明疾病傳播和發病的機制，尤其是對在相同環境下，為什麼有人染疫、有人則否，缺乏令人信服的解釋。因此，歷史上宣傳「遇疫不避」，反對疾病傳染的思想也頗有影響。如《晉書‧庾袞傳》載咸寧中（西元 275-279 年）大疫，庾袞在二兄俱亡，次兄虞毗也病危，父母諸弟皆外出避疫時，獨留不去，並照顧病兄。後毗病痊癒，袞亦無恙。故認為疫癘並不傳染。《隋書‧辛公義傳》載辛

---

[1]　高維，〈衛生教育淺說〉，《中華醫學雜誌》(1934)，20 (3)。
[2]　北平第一衛生事務所衛生編輯委員會，〈寫在前面的話〉，《大眾衛生》(1923)，1。
[3]　范行准，〈中國預防醫學思想史〉，《醫史雜誌》(1951)，3 (2)。

公義任岷州刺史時，認為當地「一人有疾，闔家避之」的習俗使得孝義遂絕，他在府衙內設立了安置病人的地方，並與病人一起生活。辛氏以死生由命的道理和自己「聚病者坐臥其間，不曾染病」的經歷，來規勸岷州百姓疫癘並無傳染。這類以身處疫癘之境，而厥身不染來證明疫癘不傳染的說教，旨在提倡孝悌、忠義觀念，但也反映出人們僅憑經驗認識疫病的局限性。疫癘之傳染性亦為無數經驗所證實，但由於缺乏直接的、毋庸置疑的證據，當遭遇身初疫癘之境而不被感染的經驗事實時，就只得相信「死生由命」的說法了。

西方疾病預防觀念與技術在中國的傳播，最早可追溯到十九世紀初牛痘接種術的傳入。王吉民和伍連德認為，牛痘接種術的傳入有三條途徑：一是 1803 年 6 月在中國的東印度公司收到一封來自印度總督的信，總督希望看到在印度已推廣的牛痘接種術也應用到中國，中國的東印度公司在同年 10 月收到了他於 8 月送出的疫苗。然而，由於疫苗在經過長時間的運輸後已失去了活性，接種試驗沒有成功。第二條途徑是在北京的俄國大使館的醫生雷曼（Rehmann）在 1805 年曾為一些蒙古兒童接種過牛痘，但是他的接種工作影響不大。第三條途徑是 1805 年春季，在澳門的英國東印度公司醫生皮爾遜推行的牛痘接種。雖然在時間上皮爾遜的工作要晚於前兩人，但其影響卻最大。因為，皮爾遜不僅是在中國開展了牛痘接種術，而且通過編撰、刊印《英吉利國新出種痘奇書》一書，廣泛宣傳、推廣牛痘接種術。

《英吉利國新出種痘奇書》包括兩部分，一為四幅圖解，分別介紹了牛痘的接種部位、接種工具和接種成功後出痘的形狀。另一為正文部分，約一千四百字，標題為「新訂種痘奇法詳悉」。作者首先簡述了天花在西方的流行狀況和人痘接種術在西方的應用以及問題，然後介紹了英國醫生貞納（E. Jenner）發明的牛痘接種法、牛痘接種法在世界各地的傳播。作者論述了牛痘接種法與人痘接種術的區別，指出它比後者更安全。接下來作者詳細地介紹了牛痘接種的方法、工具，如何觀察接種的效果以及判斷接種成功的標準。最後是接種時和接種後

的注意事項。全書簡明扼要，是一本普及牛痘接種的實用手冊。[4]

　　為了牛痘接種術能在中國迅速推廣。1806 年 8 月，在東印度公司廣州分行任職的斯當東（G. Staunton, 1781-1859）將《英吉利國新出種痘奇書》和說明信分別呈送給兩廣總督和海關的戶部，希望牛痘接種術能獲得官方的贊許。然而，由於種種原因，直到 1811 年牛痘接種術才在逐漸推廣開來。[5]

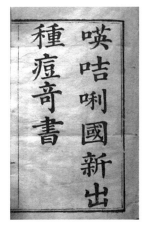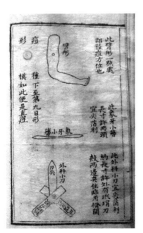

圖 5-1　1805 年刊印的《英吉利國新出種痘奇書》的扉頁和插圖

　　雖然牛痘接種術作為西方預防疾病的有效措施獲得了國人的普遍認同，但這並不意味著當時國人衛生觀念的轉變。恰恰相反，國人接受牛痘接種術的積極態度甚至超過了牛痘接種術發明者貞納的家鄉——英國，這或許是由於中國已有相似的預防天花的接種傳統——人痘接種術。中國傳統醫學中「以毒攻毒」的思想，以及牛痘接種在技術和安全性上都優於人痘接種的經驗事實，確立了國人對牛痘接種的信賴。

---

[4]　張大慶，〈《英吉利國新出種痘奇書》考〉，《中國科技史料》（2002），23（3）。
[5]　Wang and Wu, *History of Chinese Medicine*, 2nd ed., Shanghai: National Quarantine Service, 1936, p276.

　　十九世紀中葉後，隨著清政府被迫開放門戶，西方列強在中國的一些通商口岸建立診所和醫院，同時在租界引入了西方國家的公共衛生管理措施，開展過衛生宣傳教育，但範圍十分局限。1910 年，中國教會醫學會（China Medical Missionary Association，簡稱博醫會）設立了「醫學宣傳委員會」，計畫與基督教青年會合作，在一些城市組織公共衛生宣傳活動，並向各報紙發送宣傳衛生知識的小冊子，提供衛生宣傳資料。這一計畫後因辛亥革命和兩位委員會成員的去世而受阻。[6] 1913 年，在北京舉行的博醫會全國代表會議上，公共衛生問題成為與會醫生所關注的問題，奧斯古德醫師發表了「中國衛生宣傳計畫」的演講，強調衛生知識的宣傳在中國是十分必要的工作，通過現代醫學知識的普及來逐步轉變中國人的傳統觀念。博爾特醫師的「學校的醫療監督」和休梅克醫師的「體格鍛鍊的必要性」討論了如何推進衛生知識普及的具體措施。[7]

　　1915 年，在上海的博醫會全國代表會議上，公共衛生的宣傳教育依然是會議最受關注的主題之一。斯坦利的「在中國城市如何推動公共衛生工作」，伍連德的「喚起中國的衛生自覺」，习信德的「在中國發起一個公共衛生教育運動的號召」等演講引起了與會醫生的熱烈反響。伍連德等建議博醫會成立一個永久的公共衛生委員會，並與青年會合作，推動全國性衛生宣傳運動。[8]

　　一些地方政府也開始利用佈告、通告、傳單等形式宣傳衛生知識和頒布的衛生法規。例如，清末京師巡警總廳衛生處，在開始實施城市市容環境衛生法規、規章時，即以佈告、通告等形式將有關法規、規章張布於街頭巷尾，或者張貼於公共娛樂場所，以曉諭市民「一體周知」。[9] 1909 年鼠疫流行時，上海總工部局衛生處印發了《慎防鼠疫》的傳單，告知民眾「衛生之術，總宜先事預防，其預防之法莫如家置

6　*China Medical Journal*，1913，26（1）。
7　*China Medical Journal*, 1913, 26(1)。
8　*China Medical Journal*, 1913, 28(1)。
9　北京市地方志編撰委員會編，《北京》（北京：北京出版社，2002），頁 74。

一捕鼠機，並蓄一貓，以其滅。」[10] 宣傳預防鼠疫的知識。類似的衛生宣傳活動在廣州、福州、青島、漢口等城市都時有開展。但是當時民眾大多目不識丁，而達官顯貴、富商大賈等對市井的告示又不屑一顧，因此，此類的宣傳實際上沒有起到預期的作用。

辛亥革命後，隨著大批留學生的回國，公共衛生和傳染病預防的新思想開始得到廣泛地宣傳。以病原微生物理論為基礎的傳染病預防和公共衛生的觀念，逐漸改變了傳統的建立在經驗和思辨推理上的疾病觀。隔離、檢疫、消毒、滅菌、講究環境衛生等概念開始為人們所熟悉。

1915 年成立的中華醫學會，其宗旨之一就是「促進醫學科學在中國的傳播，喚起民眾對於公共衛生和預防醫學的興趣。」[11] 1916 年 2 月 2 至 7 日，中華醫學會第一次會議在上海青年會召開，顏福慶會長在開幕式的致辭中，強調了中國醫生在推進醫學科學和公共衛生方面所面臨的艱巨任務，他說：

> 這方面的範圍是如此廣泛，因而有必要把力量集中於少數事業，這些事業如果由中國人來做，將比在所有的醫療事業上作微薄的嘗試好得多，這樣可以使某些方面避免重複外國醫生所做的工作。他們應當考慮（1）在老百姓中間推廣醫藥知識；（2）翻譯醫書。作為這方面的建議，應當注意設立一個委員會從事中國醫學名詞的標準化及統一化；還應當爭取公共衛生聯合會的合作。這個聯合會是 1915 年中國教會醫學會和青年會聯合組織的，並在各個居民點鼓勵公共衛生機構的建立。[12]

公共衛生和疾病預防知識的傳播問題是這次會議的五項議題之一。伍連德醫師發表了「如何導致健康的生活」的大會演講，出席會議的

---

[10] 上海衛生志編撰委員會編，《上海衛生志》（上海：上海社會科學院出版社，1998），頁 256。
[11] 中華醫學會，〈中華醫學會章程草案〉，《中華醫學雜誌》，1（1）。
[12] 顏福慶，〈在中華醫學會第一次會議開幕式上的致辭〉，《中華醫學雜誌》，2（1）。

醫生還就「預防醫學」、「中國現代衛生學的基礎建立」,「自從 1911 年革命以來在漢口對衛生改革的若干嘗試」以及「家庭衛生」等問題發表了演講。會議期間,還組織了一系列的衛生保健和疾病預防知識的公開展覽,每天有數百人參觀。

根據顏福慶的建議,中華醫學會設立了衛生教育組,與博醫會和青年會合作在全國共同推進衛生宣傳和教育。努力提高國民的衛生意識,普及疾病預防知識成為了中國近代醫學家的一項重要工作。在醫學家和各界人士的不斷努力下,衛生知識的普及取得了一定成效,在一些大中城市,人們的衛生觀念逐漸開始轉變,以致於民國中期以後,「衛生」一詞成為街市上招攬生意的一塊頗為吸引人的招牌。「於售賣清涼飲料者,每署曰衛生冰淇淋、衛生酸梅湯;於售賣滋養食料者,每署曰衛生豆精、衛生牛乳。此外浴室理髮館以及其他商店之以衛生二字命名者,亦所在多有。」[13]衛生成為近代社會轉變的標誌之一。

二、衛生知識傳播：衛生教育協會的作用

民國時期,雖然政府頒布過一些推行衛生教育的規章制度,如南京政府公布社會教育實施中心目標,其中含有健康一項,要求各地社教機關均有衛生教育組織,[14]但由於政局動盪,面向大眾的衛生傳播方面,政府的作用十分有限,大眾衛生教育的工作,主要由民間各社會團體承擔,這些社會團體在大眾衛生傳播中發揮了重要作用。

中華公共衛生教育聯合會：在衛生知識的宣傳與教育方面,中華公共衛生教育聯合會（Joint Council on Public Health Education）發揮了重要的作用。中華公共衛生教育聯合會於 1916 年由博醫會、中華醫學會和中華基督教青年會全國協會共同創辦。該會下設總務組、編輯組、嬰兒衛生組、學校衛生組、社會衛生組、牙齒衛生組。1922 年該會改名為中華衛生教育會。1925 年出版中英文季刊《衛生》,1926 年出版

---

[13] 侯毓汶,〈發刊詞〉,《衛生月報》(1939),1。
[14] 高維,〈衛生教育淺說〉,《中華醫學雜誌》(1934),20 (3)。

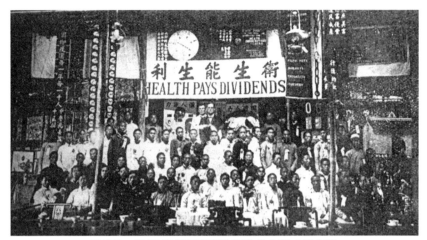

圖 5-2　1920 年代河南衛生宣教會全體成員合影

《中國的衛生宣傳》(*Broadcasting Health in China*)。1930 年國民政府設
立衛生部，該會董事認為提倡公共衛生的目的已經達到，決議結束該
會。[15]

　　中華衛生教育會是中國最早提倡公共衛生的機構，主要活動是進
行公共衛生教育、舉辦衛生展覽、報紙宣傳、衛生演講等公共衛生宣
傳。如 1917 年，公共衛生教育聯合會舉辦了「全國衛生論文競賽」，
以促進學生對公共衛生的興趣，競賽的題目為「中國目前衛生情況如
何更進一步發展」。組織委員會共收到五十一篇論文，最後上海聖約翰
大學的楊得寶和林步基分獲一、二名，北京協和醫學院的吳葆光獲第
三名。獲獎文章刊登在當年出版的《中華醫學雜誌》上。[16] 1919 年，
公共衛生教育聯合會又舉辦了第二屆「全國衛生論文競賽」。這次競賽
分為大、中、小學三組，共有十一個省的六十一篇論文進入決賽，其
中江蘇二十五篇，直隸時三篇，江西五篇，湖南、浙江各三篇，山西、
湖北各兩篇，福建、山東、甘肅、廣東各一篇。二十一篇為英文論文，

---

[15]　鄧鐵濤，程之范主編，〈中國醫學通史·近代卷〉，頁 528 頁。
[16]　《中華醫學雜誌》(1917)，3 (1)。

四十篇為中文論文。論文題目有：「什麼使人生病？」、「個人衛生」、「家庭衛生」、「衛生作為導致國家興亡的一種因素」、「國家衛生和國家福利之關係」等。大學組的第一名由中華比較法律學院（the Comparative Law School of China, Shanghai[17]）吳約翰獲得，其文章題目為「國家衛生與國家福利之關係」。中學組的第一名由湖南長沙 Yeuh Yuen 中學的歐陽青（音）獲得，其文章的題目為「論個人衛生」。小學組的第一名由江西南昌 Baldwin 女子學校的沈晨珊（音）獲得，她文章的題目為「什麼使人生病」。[18]在 1920 年舉行的中華醫學會全國代表會議上，公共衛生教育聯合會的負責人胡宣明認為，聯合會的工作已取得了巨大的進步，尤其是在推動全國衛生宣傳教育方面成績頗佳。同年，女青年會成為聯合會的第四個團體會員，加強了聯合會的力量。

　　除中華公共衛生教育聯合會外，一些經濟相對發達的省市也成立了各種宣傳衛生知識、促進健康的組織。1913 年秋，長沙組織了一個「婦女社會服務聯盟」，獲得了市衛生科和雅禮醫院的支持。該聯盟定期舉行衛生教育講座、發放衛生知識宣傳品，同時還開展大規模的兒童種痘，受到了當地人的稱讚。[19] 1916 年成立的江蘇公共衛生協會頗具規模，協會由著名實業家張謇擔當首任會長，副會長則由地方紳士、警察局長、師範學校校長、衛生科長等擔任。對正式會員的資格要求是：（1）醫學校畢業生；（2）通過警察局衛生科考試及格執有證明者；（3）衛生科官員；（4）著名官員、教育家、紳士以及熱心公共衛生事業的商人等。協會下設醫學教育、研究、環境衛生檢查、流行病預防和家庭衛生五個科。1918 年，上海的十二個宗教和慈善團體成立一個「道德福利委員會」，其中一項重要的工作是呼籲廢除各種國籍的妓院，開展妓女的性病治療，向妓女進行衛生宣傳和防病講座。漢口、杭州、南京、廣州等城市先後也都成立了旨在推行衛生教育的協會和學會，雖然這些地方組織維持的時間都不長，但他們的努力攪動了傳統社會

---

[17] 按即東吳大學法學院，它是在 1915 年成立的，後於東吳大學的創建約 10 年。
[18] JCPHE, Results of Health Essay Contest, *The National Medical Journal,* 1919, 5(1).
[19] E. Hume, *China Medical Missionary Journal,* 1914, 29(3).

的死水微瀾,使國人開始認識到一些不講衛生的習慣是導致疾病的重要原因。

中國防癆協會:近代中國,結核病的發病率和死亡率處於各類疾病的首位,結核病的防治一直是醫學界最關注的問題之一。《中華醫學雜誌》的首任總編輯伍連德在創刊號上執筆論述結核病防治的重要性,呼籲各級政府關注結核病防治問題,號召醫務人員向民眾宣傳防癆知識。中華醫學會在 1916 年舉行的第一屆大會上,防癆是主題之一。大會還通過決議「有鑒於癆病及花柳病之蔓延公決稟請各省巡按使設法阻止」。[20]

1932 年,北平盧永春、王大同等成立北平結核病學社,除定期舉行學術活動外,以公共衛生的觀點進行早期發現、家庭訪視,開展防癆知識的宣傳。1933 年中國防癆協會在上海成立,其宗旨為「健康民眾體魄、預防癆病發生。」該協會雖是民間組織,但實際上是由上海市衛生局發起,市長吳鐵城出面組織的,因此參加協會的包括了達官顯貴、社會名流和醫界人士。由剛卸任中華醫學會會長的牛惠生出任第一屆理事會的理事長。中國防癆協會成立後舉辦各種衛生宣傳活動,如(1)在 1934 年至 1936 年期間,李廷安、顏福慶等著名醫生在上海福音廣播電臺開展癆病的預防和療養知識講座。(2)於 1935 年 3 月舉辦了為期四天的「勸止隨地吐痰運動」,第一天為學生日,由各學校校長向學生報告運動的意義,教學生唱勸止隨地吐痰歌;第二天為工友日,由各工廠舉行勸止隨地吐痰活動,並改進吐痰設備;第三天為商民日,在各商店張貼宣傳標語;第四天為團體日,全市民眾團體聯合動員,進一步擴大宣傳。(3)舉辦防癆展覽和防癆徵文,普及民眾對結核病預防的最基本的知識,促進民眾的積極參與。(4)自 1934 年 11 月起,發行《防癆月刊》,主要登載結核病病理和預防方法等,以普及防癆知識。該會還發行了面向兒童的健康畫報,「各校兒童,紛起訂閱」成為向兒童宣傳結核病預防知識的有效措施。

---

[20] 《中華醫學雜誌》(1916),2(1)。

　　中國防癆協會雖是全國性的組織，但它當時的活動主要在上海。協會計畫在國內主要城市逐漸建立分會，後因抗日戰爭的爆發而暫停。1945 年抗戰勝利後，一些大、中城市陸續組建了地方防癆協會，到 1947 年，已有上海、蘇州、重慶、青島、蕪湖、寧波、平津（北平與天津）、長沙、昆明、廣州、成都等成立了防癆協會。1948 年 1 月，在上海召開了各地防癆協會代表大會，重組中國防癆協會並出版《防癆通訊》，積極推動全國防癆工作。

　　中國麻風協會：麻風與結核病一樣，也是一種流行廣泛的疾病。長期以來，人們對麻風的病因認識不清，又無顯效的治療措施，因此麻風病被認為是「不治之症」。麻風晚期病人常會發生「獅面」、爪手、垂足等症狀，使人對麻風病十分恐懼。社會上普遍認為人患麻風病，是因得罪了鬼神而受到的懲罰，或是前世幹了壞事，今世遭報應，因此對麻風病人產生歧視、甚至迫害。1926 年，中國麻風協會成立，協會的主要任務是開展麻風病防治的宣傳教育，促進和協助麻風病院的工作。1932 年，伍連德主持召開了第一次全國麻風會議，會議還邀請了當時國際上頗有影響的學者參加，如倫敦麻風救濟會祕書長安德森（Anderson）、加拿大麻風救濟會祕書康克裡（H. Konkley）、伍德（Leonard Wood）根除麻風紀念基金會醫學監督韋德（H. Wade）等。會議除學術交流之外，還通過決議，請求政府發動抗麻風的運動，採用現代的和人道的方法來對待、監督和治療麻風病人，鼓勵中國麻風救濟會的活動。

　　中國衛生教育社：1935 年陳果夫、周佛海等人鑒於「衛生教育之重要」，聯合了戴季陶、陳立夫等人組織了中國衛生教育社，社址位於南京。創設使命為：「（一）灌輸合理而有效的衛生知識，（二）糾正不合理而有礙健康的不良習慣，（三）實現清潔整齊的理想環境，（四）推行健康而整潔的新生活。」[21]

　　中國紅十字會：「國際紅十字會」成立於 1864 年，最初的宗旨是

---

[21]　〈國內消息〉，《中華醫學雜誌》（1935），21（8）。

尊重和救護交戰雙方的傷亡士兵，給予人道主義待遇。中國孫實甫、鰱生等人自 1888 年起積極宣傳紅十字會的歷史、性質、宗旨和任務，以喚起國人仿效。1904 年，上海沈敦和、任逢辛、施子英等，約集上海官紳及各國駐滬機構代表協商，成立「上海萬國紅十字會」前往東北戰地救濟難民和傷兵。1907 年，清廷將「上海萬國紅十字會」改名為「大清紅十字會」，派呂海寰為會長，並撥款補助，是民辦的慈善機構。辛亥革命勝利後，「大清紅十字會」改名為「中國紅十字會」，呂海寰留任為會長。中國紅十字會成立後，會務工作不斷發展，至 1922 年中國二十二省，三特別區已成立地方分會兩百一十七處。中國紅十字會除了承擔大量的救災和衛生救護工作外，衛生宣傳和教育也是其重要工作。

除了上述各民間團體以及各級政府主辦的公共衛生的宣傳之外，部分省市設立了附屬於各省衛生機關的衛生教育機構，如 1921 年胡宣明創立的「中華衛生學會」，1935 年成立的「中國預防花柳病協會」，1937 年成立的「中華麻風救濟協會」等，以及各地設立的「衛生教育委員會」或「健康教育委員會」等。這些團體的主要均以開展衛生運動喚起民眾的健康意識為宗旨，開展預防傳染病的宣傳教育。

第二節　衛生知識的普及：傳媒的作用

傳媒在衛生知識傳播中的重要作用是不言而喻的。醫學界通過報紙、雜誌、廣播、電影、宣傳畫等手段，為介紹近代醫學知識，提高民眾的健康意識做了大量的努力。

一、醫學期刊：責任與權威

在中國近代，無論是醫學專業期刊、還是衛生科普雜誌，或是報紙副刊都承擔了傳播科學醫學觀念、普及疾病預防知識的功能。

醫學專業期刊指的是由醫學機構、醫學院校或醫業人士創辦的醫學雜誌，其主要為學術性期刊。中國最早由醫學機構編輯出版的現代

意義的西醫藥期刊是 1880 年創刊，由廣州博濟醫院的美國傳教醫師嘉約翰主編、出版的《西醫新報》。該刊年出四期，因稿源不足及其他因素所限，歷時兩年僅出刊了八期即停刊。1886 年，博濟醫院的助理醫師尹端模主編《醫學報》月刊，是國人自辦最早的西醫期刊，也僅出刊二期。從封面刊登的「論止瘟疫傳染之法」、「論戒鴉片煙良法」、「西國聰耳器具圖說」、「西醫眼科告白」等標題看，應屬於大眾科普的內容。1908 年在上海創刊的《衛生白話報》、廣州梁慎余編輯的《醫學衛生報》也是早期的宣傳衛生常識的刊物。

清末民初，一些介紹自然科學的綜合性刊物，如《中西見聞錄》、《格致彙編》、《萬國公報》等，也設有醫學專欄，刊載一些西醫和衛生通俗知識。中國維新派人士和留日學生也創辦有關於西學的綜合性刊物，專闢醫學欄目，介紹西醫知識，如 1897 年浙江溫州里安利濟醫院院長陳虬主編的《利濟學堂報》、1897 年上海新學會創辦的《新學報》，以及留日學生在日本創辦的資產階級革命派刊物《醒獅》（1905 年）、科學理論刊物《學海》等，也都闢有醫學專欄，介紹醫藥衛生知識。

民國建元至抗日戰爭爆發前是中國西醫藥期刊迅速發展時期。辛亥革命後風氣大開，西醫醫院和西醫學校日趨增多，加以新文化運動的影響，介紹近代科學醫學和衛生防疫的普及性刊物如雨後春筍勃然興起，據不完全統計，1912-1937 年二十五年間出版的醫學普及期刊達六十二種（見表 5-1）。即便是《中華醫學雜誌》等以學術性為主的雜誌，也將普及科學醫學作為一項重要的工作。《中華醫學雜誌》首任總編輯伍連德在論述「醫學與雜誌之關係」中，強調：

> 本醫學雜誌尤有五大特色存焉，一以中西兩文編輯，凡有重要問題互相翻譯，新得舊知不虞隔閡；二各雜誌多工辭藻，競尚高深，非淹達之士類難盡解，本雜誌則惟就通常淺近文字，務使稍具普通學識者即可一目了然；……四年來各省癆病瘟疫蔓延不絕，均由防範無方，今假雜誌砭針而警告之，自可輔助警

官俾知施行而設備；……[22]

除學術性期刊外，上海市衛生局主辦的《衛生月刊》，杭州廣濟醫院主編的《廣濟醫報》以及上海醫藥學雜誌社出版的《醫藥學》等專業期刊，也包含有公共衛生宣傳內容。專業期刊上的普及性文章，大多由權威醫學家撰寫，不僅面向公眾，同時也向普通醫務人員傳授公共衛生的重要性，講解傳染病的新理論，以及預防治療的新進展等，提高了知識傳播的權威性。一些地方的衛生機關還將每月刊印期刊贈給各學校圖書館、書報室以及其他的公共機關，並以最低的價格出售，以便民眾購閱。這類刊物取材注重一般的衛生常識，內容編排頗豐富，如北京市衛生局編印的《衛生月刊》有專載、論著、檢查統計、衛生行政、衛生要聞、衛生教育、插圖、文藝等項。[23]

中國共產黨領導下的革命根據地，也十分重視衛生建設工作，早在土地革命時期，中央蘇區前敵委員會軍醫處就出版了《健康報》（1931年），向蘇區軍民宣傳衛生常識，進行衛生防病教育。對革命根據地和解放區醫藥衛生工作的發展，保障軍民健康起到積極作用。

表 5-1　1912-1937 年出版的主要醫學普及期刊

名稱	主編者	發行地	創刊年月	備註
衛生叢報（雙月刊）	侯希民	北京	1916.2	
拒毒（月刊）	中華民國拒毒會	上海	1916.5	
衛生（雙月刊）	光華醫社	廣州	1918.7	
衛生報（週刊）	衛生報社	上海	1918	61 期停
中國紅十字會月刊	該會總會	上海	1921.10	中國紅十字會機關刊物
通俗衛生月刊	中央防疫處	北京	1922.4	2 期停。
衛生（月刊）	浙江中國衛生會 杭州青年會		1922.9	4 期停。
衛生季刊	中華衛生教育會	上海	1924.2	原為衛生週刊，上海市衛生局合辦
生命與健康（週刊）	德・盧施福	上海生命 與健康社	1925.9	47 期停。

---

[22] 伍連德，〈醫學與雜誌之關係〉，《中華醫學雜誌》（1915），1（1）。

[23] 王康久主編，《北京衛生大事記・第一卷》，頁 96。

衛生月刊	衛生月刊社	吉林永吉醫士會	1926	6 卷 6 期停。
醫學週刊集	丙寅醫學社	北平	1926.8	為「世界日報」，「新中華報」及「大公報」等報的副刊，出至 50 期停，編為本集。1928 年再版，每卷 1 冊 1-6 卷。
衛生週刊	上海市衛生局	上海	1927.7	60 期停。
醫藥衛生淺說報	盧柳甫、王叔明	天津，盧氏醫院	1927.9	
衛生導報	毛鹹	杭州友愛診所	1928.11	小報格式，5 期改為（半月刊）志，出至 9 期停。
新醫與社會（週刊）	上海醫師公會	上海	1928.11	
衛生報（週刊）	衛生報館	上海	1929.1	
社會醫報（週刊）	余雲岫、胡定安	上海社會報館	1929.1	
衛生月報	漢口衛生局	漢口	1929.7	3 期停。
衛生週報	杭州市醫師藥師公會	杭州	1929.10	208 期停（1934 年）
醫藥常識（半月刊）	湘雅醫科大學	長沙	1929	18 期（1930 年 7 月）。
衛生報（月刊）	衛生報館	上海	1929	8 期停（1931 年 11 月）。
慈幼月刊	中華慈幼協會	上海	1930.4	2 卷、10 期停。
衛生週刊	南京市政府衛生局	南京	1930.5	
醫學週刊	侯寶璋	濟南半簍醫學社	1930.5	附山東日報，出刊 11 期停。
民眾醫藥（週刊）	範守淵	上海民眾醫藥社	1930.7	晨報」星期四附刊
民眾醫報（月刊）	李達潮，董道蘊	廣州民眾醫報社	1930.8	15 期停（1937 年 7 月）。
健康雜誌（雙月刊）	中華健康會	上海	1930.9	4 期停（1931 年 5 月）。
衛生月刊	吳驤伯	北平第一衛生區事務所	1931.2	附北平晨報。
大眾醫刊（半月刊）	溫泰華	廣州大眾醫刊社	1931.4	自 13 期起改為月刊，32 期停。
優生（月刊）	潘光旦	上海中國基督教青年會	1931.5	2 卷 3 期（1932 年 3 月）停。
唯生醫學（月刊）	唯生醫學社出版部	北平大學醫學院	1931.7	6 期停（1931 年 12 月）。

健康報	中央蘇區前敵委員會軍醫處	江西瑞金	1931.	醫藥衛生報紙，主要向蘇區軍民宣傳衛生常識，進行衛生防病教育。抗戰期間停刊。1946 年 8 月 15 日復刊。1949 年月公開發行至今。
衛生常識（週刊）	黃貽清	南京	1932.1	附南京「中國日報」出 59 期停。
科學醫報（月刊）	江秉甫、錢潮	杭州科學醫報社	1932.1	3 卷 6 期停（1934 年 6 月
醫學衛生月刊	博愛醫院	北平	1932.5	原為旬刊，自 28 期（1934 年）起改為月，出刊至 86 期（1940 年 9 月）停。
大眾醫學（月刊）	大眾醫醫刊社	上海	1932.10	
中國健康月報	葉勁風、葛蘭芬	上海	1932.10	
民眾醫學（週刊）	上海民眾醫報社	上海	1932.10	上海「新聞報」星期一副刊。
婦女醫報（月刊）	鄧棣純	上海光華醫院	1933.1	專載婦女科學衛生，以增進婦女健康而為目的，3 卷 2 期停。
康健雜誌（月刊）	褚民誼、陳振民	上海康健雜誌社	1933.5	
醫藥導報（雙月刊）	褚民誼、龔惠年	上海醫藥導報社	1933.10	宣傳醫藥新知識，指導醫治方法。原為月刊自 2 卷（1935 年）起改為雙月刊，出至 5 卷 2 期（1944 年 7 月）停。
現代醫藥（半月刊）	夏聰霖，夏以煜	硤石	1933.11	硤石「商報」副刊
大眾醫藥（月刊）	夏蒼霖	硤石	1933.11	硤石「晨報」副刊
民藝的醫學（月刊）	張希渠	上海通俗醫藥雜誌社	1933	
民眾醫藥（週刊）	範守淵	上海	1933	「晨報」星期四副刊
申報醫藥週刊		上海申報館	1933	「申報」副刊
科學的醫藥（月刊）	黎惠年	上海	1933	上海「時事新報」副刊
健康雜誌（月刊）	中國健康學會	上海	1933	5 卷 7 期（1937 年 7 月）停。
醫學知識（月刊）	沈其震	天津沈其震診所	1934.5	9 期停，另有特刊 1 期。
健康生活（半月刊）	健康生活社	天津	1934.8	自 8 卷 2 期（1936 年）起改為月刊，1937 年後遷漢口、上海等地出版。1—24 卷每卷出 6 期，出刊 25 卷 2 期（1947 年 7 月）停。
河北民眾衛生	河北省立醫學院學生會	保定	1934.10	2 卷 10 期（1936 年 7 月）雜誌（月刊）停。

防癆月刊	中國防癆協會	上海	1934.11	原名「防癆」，自2卷5期（1936年5月）起用本名，出至2卷6期停。
衛生（半月刊）	長沙衛生院	長沙	1934.11	2卷4期（1935年）停
衛生月刊	北平市第二衛生事務所	北平	1934	5期停。
青島健康半月刊	青島健康雜誌社	青島	1935.7	2卷4期停。
性科學（月刊）	中國健康學會	天津	1935.11	4卷2期（1937年8月）停。
衛生教育週刊	江蘇省立醫政學院	鎮江	1935	114期（1937年6月）停。
衛生常識（三日刊）	湖南衛生實驗處	長沙	1935	72期停。
衛生週刊	廣西省立醫學院	南寧	1935	38期停（1936年5月）
健康之路（月刊）	南京四牌樓衛生所	南京	1936.7	1卷停。
衛生月刊	天津市衛生局	天津	1936	2期停。
健康知識（月刊）	健康社	北平醫學院分院	1937.1	7期停。

由表可見，民國以後，全國許多省份都興辦了衛生宣傳的期刊，從一個側面反映了中國醫學進步的態勢。但衛生知識普及期刊的出版主要集中在東南沿海城市和京津地區，其中以上海出版的數量最多，達二十五種，占全國各地出版總數的百分之四十，依次為北平八種、天津五種、杭州四種、廣州三種、南京三種、長沙三種、其他各地大多僅只一種而已，顯示出衛生事業發展的不平衡。雖然期刊增長迅速，但相當多的期刊持續的時間卻不長，大多在出版一到兩年即告停刊，主要原因可能是抗戰爆發引起的社會動盪，使雜誌的出版、發行受到影響，也有一些刊物是因資金、稿源，或品質不高等問題在出版不久即停刊。

二、大眾傳媒

1、報紙

新聞報紙發行醫學副刊，宣傳醫藥衛生常識，始於1919年5月上海《時報》的《醫學週刊》，隨報分送。後來《申報》、《世界日報》、《新

中華報》、《大公報》、《時事新報》、《浙江商報》、南京《中央日報》、《山東日報》、《上海晨報》、《北平晨報》、《中國日報》、上海《新聞報》、河南《民國日報》、《碳石商報》等先後開闢了由醫學團體主編，定期出版的醫學副刊專欄。

2、衛生宣傳手冊和招貼畫

由於「社會衛生教育實施對象，大都為失學之成人。」[24]因此在進行衛生宣傳時，需要採用大眾喜聞樂見的方式和淺顯易懂的內容，衛生招貼畫是民國時期衛生知識傳播的主要手段之一。面向大眾的衛生傳播的百分之八十五是以書面材料形式。包括散發宣傳手冊、宣傳單、張貼衛生圖畫和圖片展覽等。例如，中華衛生教育會在某一個特定的時間內，以特定的主題印刷的小冊子或者海報，宣傳疾病預防知識。衛生宣傳手冊一般在十頁左右，售價為每冊六分錢。由於價格低廉，民眾容易購買。衛生宣傳單或招貼畫的特色在於主題明確，使人一目了然。衛生專家們還十分注意對宣傳單、標語口號內容的研究。各地醫務機關中常常編有各種疾病的淺顯說明手冊，患上某種傳染病之後，「即告以某種症狀及預防方法。」有學者提出，對於傳染病防治的宣傳需要由專家擔任，宣傳時應分期訓練，以達到「由淺入深，使人民注意」的效果，並提出各樣的標語範本，以下是有關專家對結核病宣傳標語的建議：

預防癆病標語，第一年用「患癆病要到醫師處檢驗。」第二年用「癆病要早知，早治，早治，早好。」第三年用「癆病要用 X 光線檢查，及菌液試驗。」第四年用「預防癆病，要注意疲倦，體重減輕，消化不良，久咳不止。」第五年用「預防癆病，須（一）遠避病人，（二）充分休息，（三）訓練清潔習慣，（四）時常請醫師檢查。」第六年用「癆病是青年的仇敵，癆病生癆病，癆病染癆病」。[25]

---

[24] 高維，〈衛生教育淺說〉，《中華醫學雜誌》（1934），20（3）。
[25] 同上。

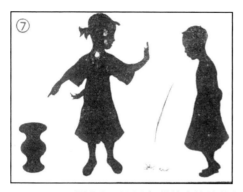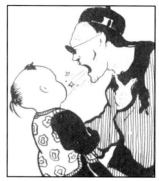

圖 5-3 1920 年代的宣傳培養良好衛生習慣招貼畫

　　圖畫和海報是比較生動活潑的宣傳形式，張貼於公共場所，交通樞紐，可吸引廣大民眾關注。將海報的標語編成順口溜，配合圖片，有良好的宣傳效果。例如一幅「控制吐痰」的宣傳畫中，圖畫之後的文字宣傳為：

> 你吐痰，我不吐，
> 因為這是一個骯髒的習俗。
> 當它再次騷擾你的時候，
> 親愛的，請控制住。[26]

　　1930 年上海爆發霍亂時，「當經聯合市黨局、公安局、社會局、開該項宣傳會議決定宣傳辦法多種。如會議佈告及印刷標語圖劃分貼，在各電影院影映注射霍亂預防針通告。又以京滬杭二路乘客較多，擬於列車中張貼該項傳單。」[27]

　　1932 年 5 月南京發生霍亂後，衛生署組織成立了「首都預防霍亂聯合辦事處」，除了進行消毒、檢驗、預防注射、調查以及治療外，

---

[26] W.W.Peter,*Broadcasting Health in China.Shanghai.*上海 :Presbyterian Mission Press.1926,p38.
[27] 上海市衛生局，〈民國十九年上海市霍亂流行之報告〉，《中華醫學雜誌》（1931），17（1）。

該次防治過程中頗為注重衛生宣傳,「對於喚醒民眾注意霍亂之預防方法,亦曾作大規模之宣傳。」以下是描述的是當時的衛生宣傳的場景:28

> 製作標語圖畫遍貼全市街巷通衢;印發霍亂及其預防方法小冊,及夏季傳染病宣傳大綱,逐日派員赴中央廣播無線電臺播音室演講;並向航空署借用飛機分散大量傳單;同時並聯合志社市黨部等機關,舉行驅虎運動,化裝遊行表演;並舉行全市飲水店衛生總檢查;以期全市民眾深刻注意霍亂傳染之烈,即實行預防霍亂之方法。

以下列出的是當時分發宣傳品的名稱以及數目:

1)快打防疫針標語 10,000 份
2)快打防疫針標語 20,000 份
3)霍亂傷寒赤機傳單 20,000 份
4)夏季傳染病宣傳大綱 5,000 份
5)不要喝生水標語 10,000 份
6)蒼蠅圖 3,000 份
7)飛機傳單四種 100,000 份
8)預防霍亂方法 30,000 份

等共十種計 198,000 份。29

　　為了配合全國的衛生宣傳工作,衛生署出版了各種讀物。至 1931 年 10 月之前出版的書籍有十種,側重於講述傳染病如傷寒、霍亂、天花等傳染病的預防方法,以及蚊蠅等的危害等;出版了各種圖畫:兒

---

28 〈首都預防霍亂之經過〉,《中華醫學雜誌》(1932),18(2)。
29 同上。

童衛生習慣圖十一幅、健康與經濟圖、霍亂圖、蒼蠅圖、種痘圖等，這些出品均可以通過郵局郵購，價格低廉。[30]

3、幻燈和電影

有時人們把幻燈片稱作「土電影」，對於幻燈片的優點，福建省負責宣傳工作的人認為：「幻燈片也是很引人注意的宣傳方法，因為它不像看電影能活動，所以功效不及電影來得大，可是成本比較電影小的多，本省衛生處在本年度之內，擬制學校衛生、婦嬰衛生、衛生習慣、環境衛生、防疫和公共衛生等幻燈片廣為宣傳，在本省語言隔閡，每隔數百里即有一特別的方言，利用幻燈片來宣傳是很適當的。」[31] 電影是民國時期頗受歡迎的喜聞樂見的宣傳方式，直觀性、娛樂性都比較強。全國最早的衛生科教電影為 1920 年商務印書館攝製的《驅滅蚊蠅》，首先在上海播放，效果良好。[32] 在中國教育電影協會的邀請下，衛生署於 1933 年開始籌備編輯家庭衛生教育的影片《新生機》，內容包括家庭衛生、個人衛生等，後由上海聯華公司拍攝。[33]

4、廣播

廣播也是宣傳公共衛生的好方式，當時流行的是高音喇叭和電臺。自 1932 年起衛生署派人定期在「中央廣播電臺」演講衛生常識。並且於 1934 年將演講的稿件印數千份，「分發全國各縣政府以及各教育機關，以及日報館。」[34] 1933 年 6 月起，上海市民眾教育館借上海大中華電臺於每日下午 4-5 時播出《衛生宣傳》節目，對市民進行健康教育。[35] 為使市民瞭解淺近的衛生常識，從 1934 年起，北京市每個星期五的下午 4 點至 4 點 30 分，各處廣播講演衛生常識，所需要的講演材

30 〈衛生署衛生教育出品〉，《中華醫學雜誌》（1932），18（5）。
31 福建省衛生志編撰委員會編，《福建省衛生志》（內部資料，1989），頁 238。
32 上海衛生志編撰委員會編，《上海衛生志》，頁 264。
33 衛生署及衛生實驗處，〈衛生事業消息〉，《中華醫學雜誌》（1934），20（5）。
34 衛生署及衛生實驗處，〈衛生事業消息〉，《中華醫學雜誌》（1934），20（3）。
35 上海衛生志編撰委員會編，《上海衛生志》，頁 263。

料由北京市衛生局二、三、四科以及附屬院所輪流提供。並且應各個季節的需要,分別講演有關時季的衛生常識。如春秋季講演種痘的意義,夏季講演霍亂、傷寒預防的需要,冬季宣傳白喉、猩紅熱預防注射等,到 1934 年為止共播放了四十二周。[36]

民國時期也時常舉辦各種展覽,展覽的內容豐富多樣,包括蚊蠅對人的威脅、各種傳染病的基本預防措施等等。

1917 年胡宣明前往廈門做衛生演講會,當時去聽演講會的有約三萬人。當時設置了數十間陳列所,展覽各類圖畫以解說肺病、蠅蟲、傳染病。還設有幻燈顯微鏡等,並且對於家庭衛生也做了調查。在做衛生宣講時,「每日上午九時至十時半來參觀陳列所,下午二時至五時亦如是。晚間特張電影,如蠅蟲生殖之理,蚊蚤除滅之方,肺菌蔓延之故。……」[37]

以下為宣傳人員講述 1923 年在華北衛生宣傳的經驗

> 開會時,分出一晚,專為演講衛生教育,我就演說了數分鐘,講的是學校衛生的重要。講畢,又演了衛生影片三大本,第一本是牙齒衛生,第二本是近代衛生十字軍,第三本是秦克氏的覺悟。這三本頗為閱者所歡迎,對於秦克氏的覺悟,更是如此。……
>
> ……當未畢會之前,執行委員等決議,請求衛生教育會多加協助。先是彼葷會預組暑期小學教員傳習六處,自陽曆六月至八月止,至是欲請鄙人前往演講,將教授衛生的實行方法,指點給各教員等,每處盤桓一星期。[38]

有時衛生署和其他社會團體會舉辦一些特殊的活動以宣傳公共衛生。1934 年,衛生署舉辦第一期中小學校衛生圖畫比賽,「比賽結果,

---

[36] 王康久主編,《北京衛生大事記・第一卷》,頁 96。
[37] 胡宣明,〈廈門衛生演講會開會記〉,《中華醫學雜誌》(1918),4 (2)。
[38] 宓愛華,〈在華北宣傳衛生的經驗〉,《衛生》(1923),2 (1)。

似頗能引起與賽各校重視衛生之興趣。」[39]健康教育委員會在對 1934 年對南京的學校衛生的改進的總結中談到，該年舉辦了各類的「學校衛生講習班、區學校衛生討論會、健康教育比賽」，以提高學校對衛生的重視。[40]

第三節　衛生運動

自古就有「灑掃以事宗親」的說法，這是封建制度下，禮教「經國序民」的重要儀節之一，可以說是衛生運動的雛形。在民眾中大張旗鼓的開展衛生運動，是普及衛生知識的比較有效的方式。民國時期全國性的衛生運動比較少，一般集中在大中城市。

衛生運動開展之前，先由各地的衛生部門下達衛生運動的通知，有時也採取其他方式，如在街上展示條幅、高音喇叭廣播、收音機播放等，儘量讓民眾知道並瞭解衛生運動，以充分喚起他們的積極性。在衛生運動開展之後，常常舉行總結大會，對本次衛生運動的效果進行評估，評估內容包括：滅鼠或滅蠅的成績，有時是按個數記；灑掃街道，清除垃圾等的情況等。

衛生運動的舉辦者有兩類：一是由社會團體主辦，如中華衛生教育會、中華基督教青年會、中國衛生教育會、中華慈幼協濟會；二是由政府主辦。「中華教育會」在其出版的英文刊物《中國的衛生宣傳》（*Broadcasting Health in China*）中將衛生運動分為兩類：一種是常規的「衛生運動周」，即將提到的上海和北京市的衛生運動大都是以「衛生運動周」的方式。衛生運動周中舉行的活動有：講座、展覽、衛生考試等，有時配合衛生遊行隊伍。另外一種運動通常是在某種傳染病即將爆發或爆發前舉行的預防活動。1925 年左右安徽的蕪湖，在天花開始流行時，該市舉行了大量的公共會議，當地醫生和護士會在一個周之內接

---

[39] 衛生署及中央衛生實驗處，〈衛生事業消息〉，《中華醫學雜誌》（1934），20（2）。
[40] 同上。

種了五千人次的牛痘；在被鼠疫感染的老鼠發現之後，上海立刻組織了異常大規模的滅鼠教育運動[41]；廈門為了防止當地鼠疫的爆發，1933年衛生促進會主辦了聲勢浩大的「捕鼠運動」，為了「鼓動民眾捕鼠」，採用了收買的辦法。「每鼠給價洋五分，總計捕殺約數萬頭。」[42]

開展衛生運動比較早的城市有杭州、廣州以及上海。1928年上海特別市政府舉辦了第一屆衛生運動。由市政府祕書處以及公安、財政、工務、教育、土地、公用、農、工、商、衛生等各局聯合舉辦，[43]是國內首次由政府舉辦的衛生運動。此後不久，國民政府衛生部通告全國推行，規定是年起每年12月15日舉行大掃除。至1931年5月，上海又相繼舉辦第二至第七屆衛生運動，後因一・二八淞滬戰爭爆發，第八、第十和第十一屆未辦，1933年12月第十二屆衛生運動後年年舉辦（詳見表5-2）。

在上海由社會團體舉辦的衛生運動在上海比較常見。1920年，中華基督教青年會童子部根據端陽節市民滅蟲的習俗，在上海開展了衛生運動，有三四百人參加，提著燈籠遊行；1923-1931年，滬西公社、中華基督教青年會等社會團體先後舉辦了五次衛生運動，每次一到四天不等，用圖片展覽、電影等方式宣傳預防疾病、育嬰、撲滅蚊蠅等衛生知識，參觀者有四萬多人。除了宣傳衛生之外，還免費注射霍亂、傷寒等預防針，接種牛痘，為嬰孩沐浴；1932年6月19-24日，中華慈幼協濟會舉辦兒童衛生運動，組織了兩千名兒童在閘北、楊樹浦區提蒼蠅、蚊子、臭蟲等模型燈遊行；1935年中國防癆協會主辦勸止隨地吐痰運動大會，組織演講，放映《癆病自述》等衛生影片，並分學生日、工友日、商民日、團體日進行防癆宣傳和勸阻隨地吐痰，[44]為了「促進全上海居民注意防癆起見」，於1936年舉行了防癆運動。本次防癆運動規模較大：

---

[41] W.W.Peter, *Broadcasting Health in China*.Shanghai, 頁 42。
[42] 蘇子卿，〈廈門市衛生調查〉，《中華醫學雜誌》（1934），20（10）。
[43] 《上海衛生志》，頁 215。
[44] 同上。

表 5-2　1928-1937 年上海市政府舉辦衛生運動一覽[45]

日期	名稱	主要內容
1928 年 4 月 28-29 日	上海特別市衛生運動大會	衛生宣傳、衛生商品展覽、公開檢查身體
1928 年 12 月 15-25 日	上海特別市第二屆衛生運動大會	衛生宣傳、全市大掃除、清道考成、拒毒宣傳
1929 年 5 月 15 日	上海特別市第三屆衛生運動大會	清道夫分段大掃除比賽、兒童衛生、口腔衛生
1929 年 12 月 25 日	上海特別市第四屆衛生運動	清道遊行大掃除、通告市民大掃除
1930 年 5 月 15 日	上海特別市第五屆衛生運動	清道夫比賽、衛生宣傳
1930 年 12 月 15 日	上海特別市第六屆衛生運動	年前大掃除、衛生宣傳
1931 年 5 月 15 日-21 日	上海特別市第七屆衛生運動	衛生宣傳、注射霍亂預防針
	上海特別市第八屆衛生運動	（未舉辦）
1932 年 5 月	上海特別市第九屆衛生運動	專重閘北等戰區大掃除，閘北免費注射防疫針
	上海特別市第十屆衛生運動	（未舉辦）
	上海特別市第十一屆衛生運動	（未舉辦）
1933 年 12 月 15 日	上海特別市第十二屆衛生運動	清潔掃除
1934 年 6 月 19-25 日	上海特別市第十三屆衛生運動大會	衛生宣傳（重點防癆）
1935 月 6 月 15 日-23 日	上海特別市第十四屆衛生運動大會	衛生宣傳、禁毒禁煙、防止瘋狗病
1936 年 6 月 15 日	上海市十五屆衛生運動	衛生宣傳、預防注射、清潔掃除、適逢兒童年，增加兒童健康比賽等。
1937 年 12 月 1-7 日	上海特別市第十六屆衛生運動	衛生宣傳、提燈大會汽車遊行

　　雇傭汽車九輛，上札各種警惕模型，編成行列，由音樂隊前導，童子軍維持秩序，分發新編之防癆三字經，自池□路會所出發，遊行全市。遊行汽車模型行列，經安排如下：第一號為中國人之病態，第二號為中國癆病猖獗之情形，第三號第四號均為癆病之預防，第五號為吐痰及減滅方法，第六號為患者應注意事

---

[45] 〈上海衛生志〉，頁 216。

項，第七號為癆病猛於虎，第八號為癆病的歸宿，第九號為防癆如救火，均寓意警惕，發人猛省。[46]

杭州的公共衛生運動始於1920年，由鐵路王吉民醫生以及女青年會的麥卡（Mack）發起了一個健康嬰兒運動。該項工作除了為母嬰健康外，還組織了學校衛生工作以及衛生習慣教育，每年舉辦展覽和滅蠅運動。[47]

北平市衛生運動始於1929年由衛生局舉辦的首屆「清潔運動大會」，事先由衛生局會同公安局、籌備自治辦事處組織衛生清潔衛生運動大會。內容有化裝表演、衛生展覽、衛生戲劇、電影等。以下為描述當時大會盛況：[48]

> 第一日上午八時，在天安門開會，由衛生局局長報告籌備經過及各團體代表演說後，即出發遊行。遊行中之最引人注意者，蒼蠅模型隊，將蒼蠅為傳染病之媒介，實地的表現出來。次為化裝隊，用布繫成兩個大人，神氣活現，栩栩如生。一為病魔高八尺，一為健康者高六尺，沿途病由病魔與健康者表演，及講述得病之徑。

本次運動中配合的手段多樣，頗引人入勝，有衛生展覽會、衛生劇、衛生電影、醫務人員為民眾的健康查體、衛生諮詢種痘等。1930年，清潔衛生歸併於公安局之後，北京市公安局續辦第二次「清潔運動大會」。[49]1934、1935、1936、1937年北京市分別舉辦了第一、第二、第三、第四次「衛生運動大會」，主要內容有衛生展覽、預防注射、清

---

[46] 〈國內消息〉，《中華醫學雜誌》(1936)，22（11）。

[47] 王吉民，《中國醫學史·下篇》，頁359。

[48] 王康久主編，《北京衛生大事記·第一卷》，頁603。

[49] 北京市地方誌編撰委員會編，《北京志·市政卷·環境衛生志》（北京：北京出版社，2000），頁105。

潔掃除、環境衛生等。除了第四次開展了兩周以外，其他三次均持續了一周。[50]

　　至 1934 年，中國鐵路已經跨十九行省，長兩萬餘裡，服務的員工達到十餘萬人。交通的發達，為傳染病的流行創造了溫床。歷史上有幾次大規模的烈性傳染病就是通過鐵路傳播的，如 1911 年東北鼠疫、1918 年山西鼠疫的爆發。因此鐵路防疫是整個公共衛生工程中重要一環。1934 年，鐵道部「為官署各路員工之衛生常識起見，」通令全國，定於當年 4 月 1 日為「全國各路同時舉行衛生運動大會」的日期。[51]

　　衛生運動的開展，讓廣大的人民瞭解到了公共衛生的重要性，在潛移默化中提高了公眾的素質，也為其他公共衛生工作的開展在一定程度上鋪平了道路。

---

[50] 《北京志・市政卷・環境衛生志》，頁 105。
[51] 衛生署及衛生實驗處，〈衛生事業消息〉，《中華醫學雜誌》（1934），20（3）。

第五章

社會衛生：城市與鄉村的實踐

　　社會衛生的概念，民國初年已經開始被介紹到中國。1926 年的《中華醫學雜誌》上有人撰文專門介紹了社會醫學在歐美各國從無到有的發展過程以及當時現況，力主中國的衛生事業亟宜從社會醫學入手，「先之以宣傳公共衛生，次之為發展防範機構之組織[1]」，使國家有衛生部專任其責，學校有社會衛生課程之開設，醫院有社會醫學部門向病人宣傳預防與護理的知識。當日所稱的社會醫學，其實包括了今天的預防醫學、公共衛生、社會學和心理學各門學科。其核心原則即是使醫學植根社會現實，為人群服務。

　　二十世紀二、三十年代的中國，國家多故，變亂相乘，經濟凋敝，民生困窘，社會經濟發展水準和衛生狀況都相當落後。據 1927 年的一篇醫學論文估計，當時中國人的死亡率約為 30‰，倍於歐美，嬰兒死亡率為 200‰，亦較歐美各國至少高出一倍以上，而死亡的原因常常是一些輕易便可預防的疾病。如果能夠改善環境衛生水準、普及防病治病常識、實施免疫接種，當時中國的四億人口中間，每年可以有六百萬人有望死裡逃生，六千萬人有望免於疾病的折磨[2]。然而當時西方的先進醫學傳入中國不過百年，全國受過正規西醫訓練的人員，至 1928 年時僅有區區一萬二千名之數，即使這些人畢業後全部開業施診，國內每一名醫師平均也要照顧數萬人口。比較同時期歐洲和日本等地每

---

[1]　高維，〈社會醫學〉。

[2]　黃子方，〈中國衛生芻議〉，《中華醫學雜誌》（1927），13（5）。因當時生命統計資料缺乏，文獻中所舉數字均係估算而得。

千名居民中便有醫師一人的情況，其間相去確實不可以道裡計[3]。

這些本來寥寥無幾的西醫，在地理上的分布又極不均勻。他們自醫學院校畢業後多數在大城市和較富裕的省份開業，在偏遠省份和廣大鄉村地區則完全絕蹤。1935 年有人對在衛生署登記以及在各醫學會會員錄榜上有名的五千三百九十名正式醫師（不包括牙醫、藥劑師、獸醫在內）進行了調查，結果顯示江蘇省的執業西醫佔據全國總數的三分之一強，若再將廣東的醫師計入，則這二省已經囊括了全國西醫總數之半。以在城市的分布論，僅上海一地便彙集了全國百分之二十二的西醫。從業人員稀少，分布畸重畸輕，四分之三的醫師行醫的方式又是個人開業[4]。考慮到以上種種，再考慮到彼時的社會經濟狀況，則中國當時絕大多數人從生到死都未曾享受過近代醫學所能提供的醫藥照顧，也就在人們的意料之中了。

醫界的一些中外知名人士有鑒及此，遂在各種場合反復提倡在中國實行公醫制度，將衛生事業作為一種社會事業來興辦，使西方醫學在中國大眾化、經濟化，由國家擔負起預防疾病、保障民眾健康的職責。如此，不僅可革除私人開業的重複浪費之弊，且可保證居無城鄉人無貧富均能蒙受西醫西藥之惠[5]。用中華醫學會執委顏福慶的話來說，採用公醫制「非出於選擇，實因迫於需要；非屬暫時之便宜，實為永久之設備[6]」。

但是，各國的情況有異，並且歐美經過幾十年時間逐漸演變而成的公共衛生制度也帶有本身的缺點，「難免有因傳統之沿襲，或為特別情形所拘束，或為當時主持人之淺見而行諸實際者，若一概採取而施

---

[3] 伍連德，〈對國民政府醫學前途之希望〉，《中華醫學雜誌》1928 年，14 卷 4 期，205-209 頁。

[4] 朱席儒、賴鬥岩，〈吾國新醫人才分佈之概觀〉，《中華醫學雜誌》(1935)，21（2）。

[5] 黃子方，〈中國衛生芻議〉、伍連德，〈對國民政府醫學前途之希望〉，朱席儒、賴鬥岩，〈吾國新醫人才分佈之概觀〉。另見 Grant, J. B.: State Medicine – A Logical Policy for China, *Nat. Med. J. China*(1928)14. 譚戛黎（J. Tandler），〈中國醫學保障與醫學教育之我見〉，《中華醫學雜誌》(1935)，21(3)。顏福慶，〈中國醫事事業之前途〉，《中華醫學雜誌》(1935)，21(11)。以上僅舉其要者。

[6] 顏福慶，〈中國醫事事業之前途〉。

諸吾國，未免貽削足適履之譏。[7]」如何在中國的衛生事業奠基之初就採擇別國制度中合理可行的成分，哪些措施在中國最能取事半功倍的效果，這一些都需要在實地的工作中才能夠加以驗證。

　　1925 年起，各地陸續出現了小規模的衛生示範區，北京協和醫院也率先設立了社會服務部。在二、三十年代蓬勃興起的平民教育和鄉村建設運動的潮流影響下，更有一些有志之士克服重重困難，在鄉村地區展開了公共衛生的拓荒工作。這些早期的工作多數依靠私人團體和社會力量籌集經費，受政府補助的不多。它們分布零散，力量單薄，組織方式很不一致，還有的是堅持未久即中途夭折。然而，所謂不積跬步無以至千里，這些嘗試性的工作乃是中國預防醫學和公共衛生事業與城鄉民間社會建立的最早的有機聯繫，在西方醫學本土化的過程中，這些新生的機構和制度是一些重要的歷史標誌。

　　以下，茲就其中較有特色的幾個例子，擇要敘述之。

第一節　以醫院為中心的社會服務──協和醫院社會服務部

　　十九世紀末二十世紀初，世界先進國家的醫療體制都完成了集中化、建制化的過程。過去在醫生的私人診室和患者家中進行的醫療活動，現在轉移到醫院中進行了。一些醫生感覺到這樣一種轉變縮窄了他們的視野，他們診治病人時無法再依照這一行業從古希臘名醫希波克拉底的時代就開始遵循的傳統，把病人和他的生活環境作為一個整體來考察。醫生觀察不到病人的家庭、工作和生活的情況，只得將注意力完全集中在病人的軀體症狀上。醫療社會服務的理論卻認為，任何一種疾病，尤其是慢性疾病，都受到心理因素、情感因素和環境因素的綜合影響，只有將患者與他所處的社會環境聯繫在一起考慮，才能充分瞭解和解決患者面對的問題，「見病不見人」的治療方法存在重大的缺陷。醫療社會服務的目的就是彌補這一缺陷。按照這一理論創

---

[7]　黃子方，〈中國衛生芻議〉。

始人的話來說,「醫院社會服務部的主要功能之一就是把醫院與醫院牆外所有的社會力量和所有有利因素連接在一起[8]」。

1905 年美國麻省綜合醫院首次設立了社會工作人員一職,由一名護士充任此職務。1918 年,美國醫院社工人員聯合會(American Association of Hospital Social Workers)正式成立[9]。兩年之後,大洋彼岸的北京協和醫院也設立了中國的第一個醫院社會工作部門——協和醫院社會服務部。

一、社會服務部的建立

中國的醫學教育和醫療服務體系受到日德、英美兩個流派的深刻影響,其中尤以英美派的影響為著。在英美派的醫學機構中,美國石油大亨洛克菲勒在北京斥鉅資興建的協和醫學院及其附屬協和醫院是同類中的佼佼者。洛克菲勒基金會(當時譯為羅氏基金會)自 1915 年接收了北京舊有的協和醫學堂後,六年間在北京東單三條豫王府的原址上,鳩工庀材,大興土木,建造了幾進院落富麗堂皇的仿古式樓房建築,1921 年,新建的協和醫學院(及醫院)正式舉行了落成典禮。這所醫學院的課程設置、機構管理、儀器設備悉皆仿照美國約翰·霍普金斯醫學院的標準配備,教學語言使用英語,任職教授也大多為美國人,在主辦者和其他人的眼中,這所學校就是「中國的約翰·霍普金斯」,它將成為遠東醫學教育的典範。

具備了如此背景,協和醫院在許多方面能夠亦步亦趨緊跟美國醫藥界的最新潮流,也就不足為怪。中國首家醫院社會服務部的建立只是其中的一個例子。

1920 年,協和醫院即將投入使用,新增的病房和門診部需要有受過專門訓練的人擔任醫療社會服務工作。在波士頓的麻省綜合醫院學習醫學社會服務專業的浦愛德(Ida Pruitt, 1888-1985)被選派到這一職

---

[8] Lois A. Fort Cowles, *Social Work in the Health Field*, London : The Harworth Press, Inc., 2000, p5.

[9] 同上,頁 3-7。

位。浦愛德出生在山東黃縣的一個美國傳教士家庭，自幼在中國老百姓中間生活，能說一口流利的中文，對中國的勞動階層十分熟悉，也很有感情。她到北京後，先就職於協和醫學院的「宗教與社會工作部」，由於工作出色，不滿一年，被調任為醫務人員，直接向醫院院長彙報。此後她在自己一手創立的醫院社會服務部兢兢業業地工作了十八年，該部也從最初的幾名工作人員擴大到 1939 年鼎盛時期的三十人左右，並漸次成立了幾個附屬機構。附屬機構計有：職工社會服務部，辦理協和本院職工的社會福利事業；懷幼會，收容棄嬰和安排嬰兒寄託；調養院，給那些出院後仍需經常回院複查或者需要休養的病人提供寄宿；救濟部，收治七七事變中的二十九軍傷兵和難民。

由於醫院社會服務是一門專業，該部門要求從業人員必須接受高等院校社會學系本科畢業的專業進修和技術培訓，專業進修時間一般為一年。通過進修，學習社會醫學的管理知識、工作方法和手段，具備處理實際問題的能力。一般大學畢業生初進社會部的職稱是學員，以後可以依次晉升為初級社工人員、高級社工人員、監督員等，監督員以上是社會部的正副主任。協和醫院等級分明，社工人員經過實際工作和本身努力爭取，在醫院可以獲得等同於醫生的地位，享受穿白大褂、在醫生食堂用飯用茶、患病住頭等病房等等與醫生同樣的待遇[10]。

二、社會服務部的主要工作

病人從踏入協和醫院開始，治療的全過程都能夠受到社會服務部工作人員（以下簡稱社工人員）的幫助。醫院的樓門口設有門診服務台，初次來院找不到路徑的病人可以向該服務台的社工人員詢問各科

---

[10] 浦愛德，《在中國的童年》，張放譯（瀋陽：遼寧人民出版社，1996）。浦愛德的個人經歷見書前金敏所撰的介紹「浦愛德與中國」及費正清所作的「序言」。社會服務部的建立經過見 Mary E. Ferguson, *China Medical Board and Peking Union Medical College*, New York City：China Medical Board of New York, Inc., 1970, pp 90-91；以及雷潔瓊、張中堂、吳楨等人有關協和醫院社會服務部的回憶（載《話說老協和》（北京：中國文史出版社，1987），頁 1-3、頁 360-380）。

室的方位。其次有門診分科處，指導病人看病應掛哪個科的號。各科室也有為該科室配備的社工人員，病人就診後，若無力支付醫療、住院費用，醫生首先介紹病人去與本科室的社工人員談話，社工人員用英文寫出病人的社會歷史，並作家庭訪問，通過調查作出給予患者以醫藥社會福利的決定。具體項目包括減免費用、分期付款、資助衣物、給予營養和路費、殯葬救濟等。救濟形式並且分臨時和常年定期兩種。減免藥費或透視費的事項在門診分科處辦理，減免住院費事項在住院處辦理，住院處主任是社會服務部的監督員。

例如，一男孩來醫院就診，經醫生診斷患有疝氣，需要住院手術。家屬付不出住院費，大夫將這個男孩領到該科的社工人員處，讓他協助解決。住院病人分為「一般的」、「有興趣的」、「嚴重的」、「急性的」幾類，後三類都是需要及時辦理住院的，但這個男孩的病情只屬於「一般的」。於是，社工人員首先對他的家庭進行調查，發現父親是拉洋車的，收入不多，母親是家庭婦女，家中實在拿不出錢。因這男孩在雜貨鋪學徒，社工人員讓他去請求雜貨鋪主人代付一點住院費，學徒答曰不敢去說，恐怕主人知道他有病就不要他了。第二天，社工人員親自去雜貨鋪向主人李某說明這名學徒的情況，希望李某能協助支付住院費，李某拒絕。經社工人員說情，只答應男孩出院後仍接收他為學徒。發現家庭和雇主都無力幫助，又見到這名病人家境實在貧寒，負責此病人的社工人員轉而向社會服務部申請免除他的住院費用。經監督員批准，這名學徒病人被收住院，得到了治療。病癒出院後，他還來複診，並感謝協和醫院給他免費治病。

以上例子是病人無力承擔治療費用的情況。如果病人雖然經濟能力充分，但對於醫生的治療方案並不信任，不配合治療、不按醫囑服藥——這在西醫尚未普及的當年也非罕有之事——社工人員便需要去做他的思想工作。病人出院後，如果仍需長期休養，或需要經常去門診部換藥，但又不具備這些條件，社會服務部要經過調查後為病人盡力挖掘一切可以挖掘到的社會資源，幫助病人完成治療。對於治癒的病人，社工人員根據醫生指定，進行定期的隨訪，或邀請病人來院複查。這

種隨訪有時長達一、二十年，為科研工作積累了難得的資料[11]。

社會服務部非常重視個案工作，社會人員所作的個案調查，書寫的個案史裝訂在病歷裡，供醫生診斷時作為參考。浦愛德曾在英文版的《中華醫學雜誌》上撰文介紹過社會服務的理念、內容以及她本人經手的幾個個案[12]：

一個個案是一名帶著幼子來就診的男子。患兒得的是結核性腦膜炎，已經無望康復。社會服務部的人員在進一步家訪中發現作父親的一貧如洗，他的妻子已經患結核病去世，家中還有另外兩個嚴重營養不良的兒女，全家靠親戚的接濟生活。社工人員繼續對他進行了多次訪談，他對訪談倒很歡迎，樂於有個訴說的機會。社會服務部首先給家裡的兩個孩子送去營養品，然後安排他們寄養到別處。但進一步為這名男子找一份固定工作的計畫卻進行得很不順利。社工人員認為以這個人的學歷和工作經驗，他在當時就業困難的社會裡不可能找到文員的工作，只能去幹體力活，而且體格檢查也發覺他足夠健康。但案主本人認為他以前做過技術員的助手，會說幾句英文，是一個穿長衫的「先生」，如果讓他脫下長衫去擦地板是十分丟臉的事情。社工人員每日前去勸說案主，他一直不肯回心轉意，最後連浦愛德也決定放棄，覺得「算了，沒這份心就是沒這份心」，但浦愛德手下的一名社工人員決定再試最後一次。這次的努力成功了，男子接受了在協和醫院作清潔工的職務。後來，工作一段時間後，他還被提升成了工頭。

這種做法體現了當時指導浦愛德等人進行社會服務工作的理論：這個世界是適者生存的世界，但生存者會因為種種偶然的原因，暫時跌落到基礎水平線以下，比如一個銀行經理忽然遭遇車禍，在他昏迷不醒的階段裡他就如同一個智障兒童一樣軟弱無力。施以救治和幫

---

[11] 張中堂，〈社會服務部二十年〉、吳楨，〈我在協和醫院社會服務部〉，載於《話說老協和》，360-380 頁。

[12] Ida Pruitt, Medical Social Workers: Their Work and Training, *Chinese Medical Journal*,1935（40）.

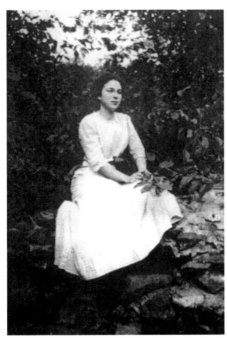

圖 6-1　浦愛德

助，他就又會恢復正常，回到自己在社會中的原有位置上。社工人員的任務就是幫助案主找回自己原有的能夠適應生存的位置。

　　無疑，在社會服務部遇到的案例中會存在很多社工人員無計可施的情況。比如浦愛德在同一篇文章中提到的一名染上毒癮的暗娼，她沒有任何親友，智力相當於四歲半的兒童，患有肺病、淋病，拒絕接受治療。從公共衛生的角度看，顯然應該對她採取一些措施，但當時北平的法律和社會習俗並無任何一條可以強制她接受隔離，她自己又不會主動這樣做。浦愛德清醒地歎道：「她是生活拋下的渣滓。可悲的是在她降解消失的過程中她還要傷害其他的人[13]」。但是要救濟這樣的人需要慈善機構和社會制度，單憑協和社會服務部的區區數十名工作

---

[13]　同上。

人員，是不可能改變當時的社會現狀的。在這種情況下，社工人員的選擇只能是放棄努力。

　　無論如何，在協和醫院的一角小天地裡，社會服務部的人員還是盡其所能，幫助了許多的貧苦病人。除了醫院內部的工作，協和社會服務部還憑藉它師資人才的雄厚優勢成為國內幾個大學如燕京、清華、輔仁、滬江、金陵、金陵女大、中山大學社會學系學生的實習單位，浦愛德本人也去燕京大學社會學系教授個案工作的課程，社會服務部向其他大學、醫院和社會福利機構輸送了許多有經驗的社工人員，另外還派人幫助幾家醫院建立了自己的社會服務部門。

　　1952 年由於高等院校的社會學系都被撤銷，協和的社會服務部也隨之取消。今日中國各醫院亦不再有社會服務部之設。協調醫患關係的任務分散到各種不同的部門和人員身上，不再由專業人員承擔，不能不說是件遺憾的事情。

第二節　城市的社區衛生服務

　　二十世紀三〇年代之前，抗生素和多數化學藥物尚未發明，雖然西醫在眼科、外科等手術學科上佔有明顯優勢，但對於內科疾病的治療比之中醫並不見如何高超。然而，微生物學的發展已導致多種致病微生物的發現，傳染病的預防有了理論根據，預防接種取得了一定的成效，公共衛生遂成為近代醫學的一個重要方面。在兩種醫學的臨床治療難分伯仲的時期，公共衛生學的引入無疑為西醫在中國的地位增添了極有分量的砝碼。

　　當我們言及公共衛生在中國的實踐時，不可不提到的便是北平第一衛生事務所，它的建立使預防醫學和社區人群直接聯繫起來，這不僅在中國，而且在當時的世界範圍內也是開風氣之先的。

一、協和醫學院與北平第一衛生事務所

　　第一衛生事務所的創立，與協和醫學院公共衛生科主任蘭安生

（John B. Grant, 1890-1962）的推動密不可分。蘭安生畢業自美國密歇根大學醫學院和約翰‧霍普金斯大學公共衛生學院，在美國和中國都從事過公共衛生工作。1921年，美國羅氏駐華醫社（China Medical Board，一譯中華醫學基金會）委派他到協和醫學院任公共衛生科教授。當雄心勃勃的蘭安生走馬上任時，卻發現全科除了他本人，另外便只有一名打字員歸他調遣。蘭氏並不氣餒，「逢人便談公共衛生，但是言者諄諄，聽者藐藐，沒有人去注意他[14]」，直至協和校園裡有天花流行，蘭氏的一套公共衛生理論方始被人接受。蘭安生認為，公共衛生學是醫學與社會學相互交叉的綜合性科學，其內容必須與各個國家的社會經濟情況相結合，而它的教授方法應是理論結合實踐，正如臨床學科有醫院作為教學基地一樣，預防學科也應有自己的教學基地，「一個人口四至六萬的合宜的樣本社區對於公共衛生系的作用，正如一座兩百五十張病床的醫院對於醫學系、外科系和產科系那樣[15]」。因此他極力主張協和醫學院在北京市區幫助建設一個衛生示範中心。

北京的警政系統系仿照日本和德國的模式建立，例行公事中原包括有衛生督察、殯葬防疫等一些事項在內。於是，1925年，北京協和醫學院公共衛生科便與北平京師員警廳協商，在北京東城劃出內一區作為衛生示範區，同時設立「京師員警廳試辦公共衛生事務所」管理此區。所址先在內務部街十二號，1935年遷至乾麵胡同東羅圈四號較為宏敞的地點。區內管轄人口最初為五萬多人，1928年11月由於北平市城區重新劃分，轄區面積擴大，最終管轄的人口達到十二萬人左右[16]。

---

[14] 楊崇瑞，〈我的自傳〉，見於嚴仁英主編，《楊崇瑞博士誕辰百年紀念》（北京：北京醫科大學/中國協和醫科大學聯合出版社，1990），頁143-153。

[15] Mary Brown Bullock, *An American Transplant : The Rockefeller Foundation & Peking Union Medical College,* Berkeley : Univ. of California Press, 1980, p. 144.

[16] 一所管轄的人口數字，各文獻所言微有出入。1949-53年曾任一所所長的流行病學家何觀清在回憶錄中說一所管轄的人口初為5萬人，最終達到10萬人多一點並穩定在此水準（何觀清，〈我在協醫及第一衛生事務所的工作經過〉，《話說老協和》，頁173）；蘭安生報告的數字是最初有5萬8千人，最終達到近10萬人（M. B. Bullock, 1980, p. 145）；容啟榮記載的數位是最初約51 189人，1928-29年城區重劃完成、一所轄區擴大後即達97 877人，1934-35年達120 680人（W. W. Yung, Child Health Work in Peiping First Health Area,

為了與地方政府交涉的方便，特請北洋時代的衛生界元老、留日習醫的北平首善醫院院長方擎（字石珊）擔任第一任所長。事務所的業務全由協和公共衛生科規劃和管理，絕大部分經費也由他們提供[17]。該所初創時分為四科[18]：

> 衛生科。負責環境衛生稽查。
> 保健科。負責婦幼衛生、急救治療、醫藥救濟兼衛生宣傳、學
> 　　　校衛生。
> 防疫科。負責傳染病管理。
> 統計科。負責生命統計工作。

以後統計與防疫合為一股，保健與環境衛生仍舊，另增設一衛生勸導股，對於保健股從事的學校衛生、工廠衛生、產婦衛生、兒童衛生、防治疾病等項工作，衛生勸導股均分管其中宣傳勸導的部分[19]。協和醫學院和護校的學生都要在衛生事務所實習三到四周，在各科輪流實習，很多學生就是由此走上了從事公共衛生事業的道路。除為協和醫學院培訓醫護人員之外，它還舉辦公共衛生醫師及護士進修班，以及接待來自全國各地的短期專科人員。1928年南京中央衛生署成立後，該所更名為北平市衛生局第一衛生事務所（以下簡稱一所）[20]。

Chinese Medical Journal,1936[50]）；李廷安等人在1930年提到一所人口時說本區人口約有10萬，與蘭安生、何觀清的記錄接近（李廷安、伍吉，〈北平第一衛生區事務所傳染病管理之初步計畫〉，《中華醫學雜誌》1930，16(2-3)）；一所年報記載的1934年數位是118 284人（〈北平市第一衛生區事務所工作概略〉，《公共衛生月刊》[1935]），較容啟榮的數字略低而較何觀清及蘭安生記錄的數位高出近兩萬人。尾數不相吻合的原因，可能是因為各人統計的途徑不同，依理應以一所年報為準，但年報報告的人口總數錄自警署的戶口冊，而據當時的公共衛生工作者的看法，「員警區署戶籍底冊之可靠，至屬疑問」（黃萬傑，〈北平市學齡前兒童死亡決算之一頁〉，《新醫藥》，4[3]），故此處只能言其大概。

[17] M. B. Bullock, 1980, p 144-146.並見（著者不詳）〈北平市第一衛生事務所工作概略〉，《公共衛生月刊》(1935)。
[18] 金寶善，〈北京之公共衛生〉，《中華醫學雜誌》(1926)，13（3）。
[19] 許端慶，〈北平之公共衛生一瞥〉，《同濟醫學季刊》(1934)，4(1)。
[20] 王秀瑛，〈我的母校──協和護校〉，見於《話說老協和》，頁212-230。

公共衛生學的目的是維持和促進全體人口從生到死各個階段的健康。而前述各方面的工作要貫徹到人群中間，需要有一套有效的制度。為此，一所重點建設了自己在社區內的醫療保健網。它分為三個層次，基層為地段保健，其中包括學校衛生和工廠衛生；中層為一所開設的基本免費的各科門診；最上一層是一所的合同醫院，如協和醫院。

地段保健將全衛生示範區劃分為多個地段，每地段約有五千居民，由十名左右的公共衛生護士（當時稱為衛生勸導員）和若干護士實習生擔任家庭訪視工作。公共衛生護士是一所創造的一種新型工作人員，她們每人有自己固定的區域，走門串戶，與居民打成一片。在訪視過程中遇有患病者，則轉送一所門診進行診斷和治療，然後根據情況，或者進一步轉送合同醫院住院，或者轉回地段，由護士開設「家庭病床」進行床旁護理和治療，並對傳染病患者採取可能的隔離和消毒措施。其他如介紹孕產婦到一所門診進行產前產後檢查，傳授新生兒的衛生保健常識，處理小傷小病，實施預防接種等，也由護士負責，對每個訪視過的病人或病家，都建有訪視記錄[21]。

惟因受到人力的限制，1935 年時示範區地段仍分為甲、乙二種，甲區內的護士對各類病人均進行家庭訪視、護理和衛生宣傳，乙區當時只有衛生勸導員一人，專事訪視各種傳染病病人[22]。蘭安生出於個人體會，認識到在當時中國的落後條件下，單純靠宣傳健康來促進健康，或者單純靠提倡預防來促進預防，都是不實際的，因此一所的衛生宣傳教育工作始終與護理和診治結合在一道，使居民認識到一所是為他們服務的。

環境衛生方面的工作，一所主要有垃圾、糞便、污水的處理和飲水、食品的衛生監督。由於缺乏政府法規和經費的支持，再加上居民貧困、文化水準低，一所對環境衛生工作雖制訂有詳細的辦法，但實際中收效不多。僅就飲水檢查一項言，北平全市居民每二十五人中即

---

[21] 裴祖源，〈協醫舊事瑣談〉，《話說老協和》，何觀清，〈我在協醫及第一衛生事務所的工作經過〉，見於《話說老協和》，頁 161-181。

[22] 〈北平市第一衛生區事務所工作概略〉。

有二十四人飲用井水，而這種井水極不衛生，大多數水井沒有井欄，只有簡陋的井臺，糞便污水極易流入井內。據一所1932年的統計報告，轄區內共有飲水井三十處，經化驗，竟無一井不含大腸桿菌，而同年只有八口水井最終進行了漂白粉消毒[23]。所長吳朝仁在1937-38年度報告裡總結說，「積多年之經驗，深知在示範區內開展衛生工程這項工作的可行性和可取性是有問題的，因為一所在示範區內行使監督權是有名無實的。[24]」

　　婦幼衛生是一所工作的一個重點，上世紀二、三十年代，人民缺乏醫學常識，婦女懷孕不知檢查，分娩則多由舊式產婆或年長親戚接生，產褥熱和新生兒破傷風的發病率很高。當時協和醫院也未曾開設產前門診，協和公共衛生科講師兼一所保健科主任楊崇瑞在一所管區內設立了產前及產後門診，訓練新型助產士，推行無毒接生[25]。後來數十年中一所一直有三位助產士在醫生協助下為產婦工作，同時進行嬰幼兒的免疫注射。從目前尚存的資料中可以見到，當年嬰幼兒的營養亦是一大問題，一所為缺奶的嬰幼兒開設了營養門診，考慮到奶粉價格太貴，非一般北京老百姓所能負擔，一所發明了用豆粉代替奶粉餵養嬰兒，以大白菜的菜汁為嬰兒補充維生素[26]。後來進一步發明用炒熟的大豆磨粉，加入適量的鹽、鈣及植物油，煮成豆漿餵養嬰兒，稱為加料炒豆漿，飼嬰的效果很好。

　　辦理公共衛生事業，精確的生命統計數字是出發點，「猶營業之必須簿記，營業虧折，可查其簿記，而知其虧折之由來，然後整頓之；人民死亡過多，亦可查其統計表，而知其原因何在。[27]」但中國當時極端缺乏科學的生命統計資料。一所從建所開始，即十分重視生命統計工作，並且年年設法改良。一開始居民出於風俗習慣和忌諱的原因，

---

[23]　許端慶，〈北平之公共衛生一瞥〉。

[24]　何觀清，〈我在協醫及第一衛生事務所的工作經過〉。

[25]　楊崇瑞後來的婦幼衛生事業，如開設助產士訓練班，創辦北平第一助產學校等，亦與當年在一所的工作經歷有很大關係。北平第一助產學校的發展過程下文另詳。

[26]　葉恭紹，〈協和醫院對我一生的影響〉，見於《話說老協和》，頁309-317。

[27]　金寶善，〈北京之公共衛生〉。

對此項工作並不支持，工作人員便利用各種場合與他們改善關係，爭取到居民的合作。一所的生命統計分為人口統計、出生統計、死亡統計、死亡原因統計等項。人口統計每年根據戶口冊抄錄數目，回所後再詳加核算。出生統計的報告來源甚為複雜，分別來自居民、管區內醫院及醫師、助產士和產婆、再就是一所自己的醫師、助產士、公共衛生護士等，主要來源則是一所專任的統計員提交的報告。為了鼓勵人民報告出生、減少統計遺漏，一所從 1935 年開始還採用了頒發出生證書的辦法。死亡統計先由死者家屬報告員警轄區的各個分段，警局接到報告後，以電話通知一所，一所即派遣工作人員到場調查死者生前就醫的情形以及死亡原因，然後發給死亡抬埋執照。當時北平有法令規定，亡故者若無此項執照，棺材不得抬出城門掩埋，因此成年人的死亡統計數字還是較為完全的。惟有統計死亡原因是一個比較困難的問題，因五分之四以上的死亡者生前未曾接受過西醫診視，統計員只能儘量從家屬的口中探詢死者生前的各種情況，對死因加以判斷。據統計，居民死亡原因以呼吸系統疾病為最多，其次為肺癆老衰及中風、心腎病、腹瀉腸炎等[28]。

　　一所的傳染病管理分為傳染病報告、登記、確定診斷、隔離消毒、病者訪視、轉送醫院或在家予以治療，以及預防注射等程式。一所示範區規定要報告的傳染病共有九種：鼠疫、天花、霍亂、猩紅熱、白喉、流行性腦膜炎、傷寒、痢疾和斑疹傷寒。之所以這樣規定，是因為這九種病較流行、較嚴重、也較有辦法預防。除前述九種法定傳染病外，結核病在中國傳播普遍，為人民死亡的最主要原因，每年統計均佔據第一位，因此一所對結核病亦多方注意。當時的傳染病預防條例幾乎只是一紙具文，法定報告傳染病「由人民報告者，人數甚少，即中西醫士按章報告，亦寥寥無幾[29]」，疫情漏報嚴重，幾乎百分之六十五以上的病例都靠一所的醫務人員發現和報告。一所每接到一個報

<hr>

28 〈北平市第一衛生區事務所工作概略〉。
29 金寶善，〈北京之公共衛生〉。

告，即派醫師或公共衛生護士前往訪視，若確診為法定傳染病，即時勸導病人轉往傳染病醫院就診。因故不能前往者，一所在病人家中予以隔離和治療，接觸者一律檢查，必要時給以預防注射，並採取相應的消毒措施。對患結核的病人亦按照類似辦法處理，派公共衛生護士前去患者家中指導調養及隔離的方法。抗生素尚未投入使用之時，預防注射是防止傳染病的關鍵工作，故一所推行不遺餘力，每年選擇一定時間舉行大規模的運動，免費注射白喉類毒素和猩紅熱類毒素，並於春秋兩季舉行種痘運動，派種痘隊分赴居民家中勸導接種牛痘，1935年的種痘隊還商請內一區警署為每隊派遣一名員警，協助勸導群眾，取得良好的效果[30]。

由於衛生保健工作在集體中遠比在散居居民中容易貫徹，一所在學校衛生和工廠衛生方面也作了大量工作。

一所管轄的學校都是中小學，中小學生的身體發育有其特殊性，因此該所非常重視學校衛生工作。所管轄的學校分為甲乙兩類：甲類要求學校負擔部分保健費並建立保健室，這一類學校開展工作較晚，但經費充裕、設備完善，將來可作為依據公共衛生原理開展學校衛生工作的理想模型；乙類則因經費所限，不要求學校這樣做，而由地段護士監管學校衛生，每週巡訪各個學校一次，意在提供一個適合當地社會和經濟情況的模型，以便推廣。工作項目主要有：體格檢查、缺點矯正、醫療服務、傳染病管理、環境衛生檢查、衛生宣教等[31]。通過健康檢查，學生中普遍存在的一些小毛病，如齲齒、沙眼、頭癬、扁桃腺腫、疝氣等缺點，均可及時發現，很多時候在校醫或護士處便可獲得簡便的治療。平時按免疫程式為學生實施種痘和其他免疫接種，對於學生中發生的傳染病，通過晨間檢查、缺課訪視、門診和出診發現早期病例，並進行必要的處理。白喉、猩紅熱和傷寒患者病癒後，還要等待帶菌檢查結果陰性，才能允許上學。

---

[30] 〈北平市第一衛生區事務所工作概略〉。

[31] 何觀清，《話說老協和》。

北京當時工業不發達，一所工廠衛生的對象主要是燕京、仁立兩個地毯廠及一家玻璃廠。工作內容和組織形式與上述甲類學校的相似。據李廷安報導，1924 年北京地毯工廠常見的職業病主要有三種：手指的損傷和感染、灰塵刺激所引起的咽喉炎和氣管炎、炭疽感染。另外，由於缺乏維生素 A 引起的乾眼病（xerophthalmia）在工人中有很高的發病率。一所在工廠除了落實與學校中相同的幾項衛生保健工作外，著重考察如何防止職業病、工人常見的營養缺乏症和當時中國普遍流行的肺結核病。

中國現代防疫體制的奠基人伍連德談及他對中國發展預防醫學的期望，指出除了設立政府管理機構、省級醫校、海港檢疫處等專職機關外，還應由大城市衛生總處設法獎勵城鎮衛生事業，使一般市民深明衛生之道及實施衛生之益，並宜宣傳對於早產及正產之扶助、保嬰育嬰之良方、結核傳染之預防，使一般鄉民均知最新衛生之理，藉以註冊生產死亡之調查，暨整頓衛生事業之統計[32]。

北平第一衛生事務所的工作首次實踐了伍氏提出的設想，它從 1925 年建所起就持之以恆積累的生命統計資料和疫情統計資料，是今天瞭解北京市人口發展史和疾病自然史的珍貴史料來源。

二、北平第二衛生事務所簡況

北平第一衛生事務所的管區在東城區範圍內。1933 年 12 月，北平市衛生局與國立北平大學醫學院合作創立了位於西城區的第二衛生事務所，委派中央衛生設施實驗處的嚴智鈞負責北平大學醫學院公共衛生工作，並指派剛從協和畢業的醫學博士嚴鏡清負責第二衛生事務所（以下簡稱二所）。這個衛生事務所完全由國人創立、國人辦理、財政亦由中國擔負。

二所是仿照一所設立的，它的業務與一所相類似，初建時分為四股：

---

[32] 伍連德，〈對國民政府醫學前途之希望〉。

第一股　關於總務、文書、會計、庶務等事項；
第二股　關於統計、防疫事項；
第三股　關於環境衛生事項；
第四股　關於保健事項[33]。

　　汲取一所的既有經驗，二所在若干方面又有繼續改進，例如衛生稽查業務。二所有稽查員、稽查警各二名，直接由北平市衛生局環境衛生科的稽查班派給，稽查班主管北平市的一切衛生稽查事項，其編制、負責範圍、人員錄用條件、等級、薪金、執勤時的著裝、態度、報告內容等都有相當詳細的規定。稽查員大多已經受過南京衛生署衛生稽查班的訓練，稽查警級別較低，半數由一般員警充任，半數由高小畢業生中考試錄用。針對以往衛生管理過程中經常遇到的問題，二所採用了一些新的辦法：

　　一是具結改善制。稽查人員發現違反衛生規定的情況，當場指出，勸令改正，自然不在話下。「惟依據經驗，此項口頭之諄諄告誡，當面雖惟命是聽，事後盡成過耳之風，無裨實際[34]」。因此二所採用了市衛生局擬定的具結改善制，令犯規者填具甘結，表格上寫明街巷門牌號，是何犯規情事，願於多少日內遵章改善，如有不合願受衛生局懲罰等語，違章者簽字畫押，限期改善。這一辦法實施以後，成效卓著。

　　二是取締案件執行時的橫向聯繫制度。勸令指導失效時，必有取締以濟其後，然而取締一旦實施，則「判罰拘留，事體紛繁，困難叢生」。故衛生行政機關必須與公安員警機關採取橫向聯繫。二所採用的辦法是製作一種取締案件時填報的四聯單，第四聯作為存根，第三聯由稽查人員填寫後呈報環境衛生科，第二聯帶案通知公安員警機關，第一聯則由公安員警機關回復衛生局報告辦案經過。如此使手續大為簡化。

---

[33] 許端慶，〈北平之公共衛生一瞥〉。
[34] 黃萬傑，〈北平市衛生稽查業務之經緯〉，《新醫藥》，4(11)。

　　三是提取飲料食品作為化驗樣品時開具收據。飲食提取化驗一般均系無償提取，易於滋生流弊，二所印製收據，取樣時留以為憑[35]。

　　二所在飲水管理、生命統計等方面也作了比較細緻的工作。如1934年黃萬傑對轄區內三十五口井進行了三個月共計一百零五次的檢測，發現除一口機井（指安裝手動唧筒的汲水井）外，其他各井均有大腸桿菌。經改造試驗，確認污染來源純系地面汙物，並提出改善之策為：加設井蓋、安裝軋機，不必及於井壁之改造，這樣可以避免無謂的經濟犧牲，使多數井主有能力負擔改造水井的開銷[36]。對二所1934年年報中生命統計數字的具體分析還揭示出，一歲至六歲的學齡前兒童死亡數占死亡總數的十分之一強，兒童死亡率實不可謂不高；死亡原因以胃腸道疾病為首，其次為呼吸系統疾病，通觀之基本屬於可以預防或及早治療可以痊癒的疾病；五分之一以上的兒童死前未經任何診治；分析未經醫生診治的原因，均屬於家長無知或者家庭貧困；女童未經醫治而死的比例高出男童幾乎一倍，反映出重男輕女的傾向之嚴重[37]。綜合來看，當時兒童的衛生保健水準確實是驚人地低下，論文作者在列舉有關事實時，亦不禁慨歎：「為中華民族託孤之兒童，其疾病洪流中之漂屍矣！」

　　二所沒有開辦類似一所那樣的門診服務，轄區的病人在北平大學醫學院就診。

第三節　婦幼衛生工作的開闢時期

　　前述學齡前兒童的高死亡率相對於當時的婦幼衛生問題而言，毋寧說只是冰山的一角。近代中國由於社會經濟發展遲緩，人民生活貧窮落後、衛生條件差，加上大部分地區採用的是舊式接生法，造成嬰兒死亡率和產婦死亡率更是高得驚人：

---

[35] 同上。

[36] 黃萬傑，〈北平飲水井之污染來源與其改善方案〉，《新醫藥》，3(9)。

[37] 黃萬傑，〈北平市學齡前兒童死亡決算之一頁〉，《新醫藥》，4(3)。

　　過去孕產，多視為瓜熟蒂落，不加重視，偶遇問題，多求穩婆，因而枉送生命，以致每年孕產婦死亡率高達十五[38]，比之歐美，約高出四或五倍，至於因生產而遺留之各種殘疾，更占絕大多數。

　　至於胎兒與嬰兒之先天衛生，及後天照拂，更為忽略，因而死產甚多，其活產者亦多於一歲以內夭折，以致每年嬰兒死亡率高達二百，較之歐美，亦高出三或四倍有奇，依據牛司侯母氏之推論：『嬰兒死亡率高，嬰兒損失之數亦多，其餘兒童殘疾亦多，生後四年內兒童（幼童）之死亡率亦高，母體及其家族必弱。』故嬰兒之死亡率，誠為國家衛生狀況測度之衡尺，民族健康狀況之表徵。[39]

　　這就是說，憑估計，中國嬰兒死亡率為 200‰，產婦死亡率為 15‰，此外，尚有因生產而遺留各種殘疾，以致無法醫治的婦女不計其數。產下的嬰兒缺乏合理的營養和維護，至於嬰兒的先天衛生保健，如孕期營養和胎兒護理更談不上。若假定中國的嬰兒出生率為 35‰，人口為四億五千萬，那麼，每年不幸夭折的嬰兒可達三百二十萬人，產婦死亡人數達二十四萬。如果把這個比率與死亡率最低的國家進行比較的話，中國每年要多死二百多萬名嬰兒和近二十萬名產婦。「此不應死而死者」。

　　中國醫務人員對於這種狀況早有瞭解，並期望採取有效措施改善這種狀況。當時的北平協和醫學院公共衛生科講師兼第一衛生事務所保健科主任楊崇瑞（英文名 Marian Yang. 1891-1983）就曾回憶說，「不論在協和婦產科，或在第一衛生事務所，我遇到的問題，總是嬰兒四六風和產褥熱，就是這兩種情形構成中國人口高度死亡率，特別是嬰

---

[38]　按指千分之十五，即每千名孕產婦中有十五人死亡。
[39]　楊崇瑞,〈婦嬰衛生之過去與現在〉,《中華醫學雜誌》(1946)，32(1)。

兒四六風。[40]」她在中華醫學會第七次年會上宣讀的文章裡這樣表述對這個問題的認識：

> 中國死亡率之多，其故維何，不外乎助產者缺乏產科知識耳。
> 一不明產科生理與病理之別。無術辨別於前，自不能救急於後，
> 似此情形，果有難產，欲求產婦之不死何可得哉。二不知消毒
> 滅菌之法，致產婦發生產褥熱，或嬰兒發生破傷風而死者不鮮。
> 三不明飲食衛生之法，使產母在孕期產期產後期調養失宜，而
> 起自家中毒，或骨質軟化諸症，在嬰兒則乳養失宜，致腸胃及
> 呼吸器發生疾病。因而喪命者不知凡幾。」[41]

事實上，在此之前楊崇瑞已經參加過協和醫學院組織的一次針對新生兒破傷風（當時俗稱四六風）的下鄉調查。調查的起因是 1924 年一個三河縣鄉民給協和外科寫信說「你們外科治得好，不知要生產安全，使孩子不死，可吃什麼藥。」外科將信轉到公共衛生科，公共衛生科主任蘭安生又與婦產科協商，最終組織了一個調查團，深入到河北三河縣和遵化縣考察當地的收生助產狀況。這次的沿途見聞諒必令人觸目驚心，以致楊崇瑞和蘭安生幾十年之後仍不免在回憶錄中提起這件事[42]。這次考察過後，楊崇瑞赴美國進修婦產科，進修開始前和結束後，她在北美和歐洲各地參觀醫學教育和公共衛生的設施，所見所聞使她「恍然瞭解到公共衛生實是一條保障民族健康的捷徑，比醫療機關更具建設性和積極性」，她看到在樣樣落後，經濟貧困的中國，

---

[40] 楊崇瑞，〈我的自傳〉。

[41] 楊崇瑞，〈產科教育計畫〉，《中華醫學雜誌》(1928)，14(5)。

[42] 楊崇瑞，〈我的自傳〉;J. B. Grant,「Grant Reminiscences」, Columbia University Oral History Project，轉引自：M. B. Bullock, An American Transplant, p174。楊崇瑞的自傳於 1949 年 10 月成文，蘭安生的往事追憶由哥倫比亞大學負責訪談者記錄于 1962 年蘭氏病故前不久。蘭氏在回憶中談到，曾與楊氏共同抵達平郊某村，發現全村產婦均依賴同一名習慣極為污穢不潔的舊式產婆收生，新生兒死亡率竟達 80%。

這是一個最節約而最易生效的預防疾病、保障健康的方法[43]。從美國進修歸來後，楊崇瑞毅然離開受人羨慕的臨床工作，轉而從事當時不受重視的公共衛生婦幼保健工作。

一、北平國立第一助產學校的成立

約在 1922 年，楊崇瑞任協和婦產科醫師時，在北平齊化門（今朝陽門）外的農村創設了一個孕婦檢查所，由她自己直接負責，從事婦嬰保健工作。這是全國第一個孕婦檢查所，是中國婦嬰衛生工作的發軔[44]。

1925 年京師員警廳試辦公共衛生事務所（即後之第一衛生事務所）成立後，公共衛生有了推行的基地，「婦嬰衛生工作，亦遂因之而略具規模。依據當時工作之經驗，婦嬰衛生之推行，實屬急需，而推行工作之專門人才，更屬必須先為儲備，故訓練專門產科人才，遂更為工作實施之前提[45]」。

當時有一種意見，認為助產士只有護士出身的人才能充當。一些受過正規訓練的高級護士，如協和護校的校長盈路德（Ruth Ingram）就不同意設立公共衛生護士這一職務，認為這種做法降低了護士行業的水準。針對北平第一衛生事務所的業務，中華護士協會曾通過一份決議，聲明「護協不能夠參與任何旨在訓練非護士從事助產科學的計畫[46]」。但這些反對意見恰好堅定了楊崇瑞創辦專門助產教育的決心，她認為，雖然英國的助產士大部分是護士出身，但在歐洲大陸國家，助產士就不是護士學出的，一樣可以做得很好。中國的情形與英國或歐洲國家不同，一般教育水準低，不普遍，女子受教育的更少；已經學成了的護士，不論就社會說，或就個人說，可謂已人能盡其才。其次，婦嬰保健是一種專門事業，應該有嫻熟於這方面技巧的專門人才

---

[43] 楊崇瑞，〈我的自傳〉。

[44] 嚴鏡清，〈我國婦嬰衛生工作的創始人〉，《楊崇瑞博士誕辰百年紀念》，頁 11-14。

[45] 楊崇瑞，〈婦嬰衛生之過去與現在〉。

[46] M. B. Bullock, *An American Transplant*, p173。

負責。所以不論從教育觀點看，從女子職業觀點看，或從民族保健事業的發展觀點看，另訓練專門人才是必要的。況且：

> 在助產士的要求標準很高的國家，如英國和丹麥，實踐得出的估計分別是每名助產士每年只能應付裕如地處理一百五十次和一百二十次分娩。以此進行估計，並且考慮到未來兩代人的時間裡[中國的]醫師供給數量和經濟條件使得至少百分之八十的分娩事宜仍需交由助產士處理，現在的問題便是要訓練六萬四千名這樣的助產士。我們達此目標的方法難道是在一開始就訂出其他國家也未曾達到的標準嗎？[47]

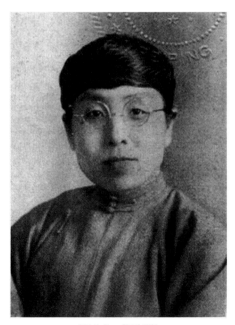

圖 6-2　楊崇瑞

---

[47] 同上。

　　因此助產學校的本科學生不應從已有的護士中錄取，但為長久計，仍應招收一批文化程度較高的人，即至少具備中學畢業程度者，給予充分訓練，使她們將來能夠充當各地新成立的助產學校的師資和婦幼衛生機關的領導者，將助產教育逐步推廣到全國。

　　從當年的社會現狀看，收生被人視為芟垢納汙的職業，婦女分娩事宜多數委之於目不識丁的舊式產婆（中國北方俗稱接生姥姥）之手。這些人全然不知清潔消毒為何物，接生用具齷齪不堪。從統計數字可以看到，北平第一衛生實驗區初建時，由西醫師或西醫助產士接生的比例只占不到五分之一，而舊式產婆接生的比例是這個數字的三倍，經過十年辛苦經營，新法接生的比例方才上升到略低於百分之五十（表 6-1）。

表 6-1　北平第一衛生示範區 1926-1935 年各類產科醫療服務的百分比

	1926-27	1930-31	1934-35
西醫及新式助產士	17.1	30.0	43.3
舊式產婆	54.3	40.9	38.5
其他人員	25.8	29.1	18.2
不明	2.8	0	0
總百分比	100.0	100.0	100.0
總出生數	1 277	1 842	2 836
總人口數	51 189	106 547	120 680

資料來源：W. W. Yung,「Child Health Work in Peiping First Health Area」, *Chinese Medical Journal,* 50: 562-572, 1936. 本表摘錄自 567 頁表 5。

　　一所為當時各方著力建設的衛生模範區，舊法接生的比例尚且這樣高，其他地區的情況就不問可知了。楊崇瑞對這一點瞭解得十分清楚：

> 北平為人才薈萃之區，所有產科醫士及助產士接生數目，與舊式產婆接生數目相比較，為一與三之比例。由此推之，鄉鎮更不足道矣。舊式產婆在北平開業者約有千人。推之全國計當有四萬人。以其人數之多，人民習慣之深，一時萬難消滅。[48]

---

[48]　楊崇瑞，〈產科教育計畫〉。

她決定面對現實，因勢利導，把這批舊產婆設法納入新法助產的軌道。除此之外，另在助產學校舉辦一種為期半年的速成班，招收高小畢業文化程度的女子，授以淺近知識，使她們畢業後能夠填補舊式產婆淘汰後留下的空缺。

1928 年，楊崇瑞在中華醫學會第七次年會上宣讀了她的《產科教育計畫》。計畫中說明了產科教育的急需，並對助產學校應有的設施、課程、實習等詳加論列。依照前述的思路，課目定為三種：二年的本科班、六個月的速成班和兩個月的講習班，講習班專為改造舊式產婆而設。在實習方面，論文特別強調助產學校應有自己的產院，以供給學生充分的實習材料。當時正值北伐完成，南京國民政府衛生部成立，衛生部部長薛篤弼和教育部部長蔣夢麟對於創辦助產學校都很熱心。同年 8 月，北平市衛生局接受了楊氏的建議，並於 9 月成立了北平市產科教育委員會，委員有楊崇瑞、李德全、鄭河先、宋友竹、曾憲章五人。委員會籌設了北平市衛生局接生婆講習班及助產士講習班，並擬成一份《中國助產教育意見書》呈交教育部。1929 年 1 月衛生部同教育部聯合組織了中央助產教育委員會，該會第一次會議便決議採納了《中國助產教育意見書》的內容，決定：設計一個示範性助產學校；管理和保管助產訓練的基金；決定助產教育標準和視查公私助產學校[49]。1929 年 11 月，北平國立第一助產學校在北京燈市口七十一號的民房裡正式開課。楊崇瑞任校長，曾憲章任教務長。楊氏為學校親題校訓「犧牲精神 造福人群」。之所以定名為「第一助產學校」，是希望以此作為開始，將來助產學校一而十、十而百，遍設全國。助產學校設有一個十張床的附屬產院。行政院每年撥款三萬元，後來洛克菲勒基金會、美國醫藥援華會也給予了資助[50]。

北平市衛生局接生婆講習班 1928 年即已開始招收學生，第一次招生三十名，全部為女性、文盲，平均年齡五十四歲。教學內容重點有

[49] 楊崇瑞，〈我的自傳〉。
[50] 閻蓮清，〈楊崇瑞與東四產院的今昔〉，見於《楊崇瑞博士誕辰百年紀念》，頁 89-92。

三：正常產的消毒、臍帶的正確處理、如何識別分娩過程中的危象。學習結束後，學員需要通過一次簡單的考試，考試時，學員須當場演示接生前如何清洗雙手、如何正確結紮臍帶、如何為新生兒洗浴並清潔其雙眼，還要口頭描述正常產和難產有什麼區別。第一班學員有十九人畢業。畢業的產婆由講習班出資發給一個接生籃，內有圍裙、套袖、消毒紗布繃帶、手巾、剪刀（剪臍帶用）滴管、肥皂、刷子和一些必備藥品，如來蘇爾、硼酸溶液、酒精、硝酸銀溶液等，以備她們接生時使用。五年中在北京共培訓產婆兩百六十八人[51]。接生婆開始訓練前，衛生局已對她們詳細調查並實行登記。受訓後不能通過考試及補考者，衛生局予以取締；考試通過者，依據 1928 年公布的接生婆管理規則隨時監督[52]。

助產學校本科畢業的學生全部成為高級助產人員。據 1936 年統計，從這個學校畢業的一百八十九名學員中，百分之八十七點三在全國十六個省四十四個地區擔任公共衛生或助產學校的教師或教務長，助產學校實際擔任了「高級助產師範學校」的角色[53]。

在衛生署的推動下，全國一些大中城市陸續開展起婦幼衛生的工作：1933 年 9 月，南京中央助產學校成立。1934 年，上海在閘北設立了一個婦幼衛生中心站。同年鎮江的省立助產學校開展了全省的婦幼衛生工作。此外，安徽、浙江、江西、甘肅、陝西、山東、河北、湖南、福建及雲南等的部分地區也建立了助產學校、開展婦幼衛生工作。

北平國立第一助產學校慶祝成立十週年的時候，楊崇瑞的同學兼好友、馮玉祥夫人李德全撰寫了《國立第一助產學校十週年紀念日感言》，馮玉祥本人賦白話詩一首志慶。詩中寫道：「……／民族要想復興，／人民必得健康！／若是生產不能活，不康健，／花錢受罪也是枉然，／……／現在是這學校十週年紀念，／我只希望各省各市也大

---

[51] 嚴仁英，〈學習楊崇瑞的獻身精神〉，見於《楊崇瑞博士誕辰百年紀念》，頁 27-28；M. B. Bullock, *An American Transplant*, p175-177。
[52] 楊崇瑞，〈婦嬰衛生之過去與現在〉。
[53] 嚴仁英，〈學習楊崇瑞的獻身精神〉。

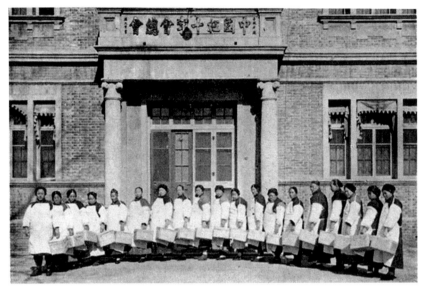

圖6-3　新法接生培訓班成員

　　大的舉辦！／助產學校，至少要辦他兩萬四千，／我們人口才能健康增添！／我一方面感謝楊大夫崇瑞，／一方面還盼我的理想早早的實現！」[54]

　　至1937年止，全國中央及各省、市立案的助產學校共有五十四所，十餘所校附設產院。國立助產學校三所，分設在北京、南京、武漢，省市立助產學校十六所，另有縣立、私立的助產學校三十五所[55]。

二、節制生育諮詢門診

　　在素來崇尚「多子多福」的中國，提倡節制生育在社會上遇到的阻力是不難想像的。1922 年，美國節制生育運動的發起人山額夫人（Margaret Sanger, 1883-1966）赴倫敦開會途中在北京、上海短暫停留，

---

[54] 于詠秋摘自〝國立第一助產學校十周年紀念冊〞，見於《楊崇瑞博士誕辰百年紀念》，頁154-159。
[55] 于詠秋,〈桃李滿天下〉，見於《楊崇瑞博士誕辰百年紀念》，見於 119-124。

發表了有關計劃生育的長篇演說。在北京大學的講題是《生育節制底什麼與怎樣》，探討「生育節制是什麼？怎樣實行？」的問題。山額夫人提倡的節制生育在五四運動後的知識份子階層中激起很大反響，擁護方和反對方在報刊上展開激烈的筆戰，一時間，天理人欲、種族存亡、道德風化等等大道理都被請出來助陣，儼然在社會上演成了一場倫理思想文化的大爭論[56]。

　　一直致力於解除孕產婦痛苦的楊崇瑞卻是從一名醫生的角度開始對人口控制問題產生深切的關注。楊氏在北平國立第一助產學校附設的產院診察病人時，有三種情況常使她深感不安：一、有許多婦女因多產引起盆底肌肉、筋膜及子宮旁主韌帶過度伸展或撕裂，患有陰道前、後壁脫垂或子宮脫垂，患者痛苦不堪；二、許多婦女生育過多過密，又不知如何避免；三、由產院的統計數字發現，婦女生育胎次最高竟達十五次，生育年齡最小者僅十五歲[57]。她認為，婦女生育過早、過密、過多，不僅使母親的身心不堪重負，孩子也不能得到很好的撫養和教育。行醫的親身經歷使楊氏認識到節制生育的必要性。1930年，她與其他一些醫生、公共衛生人員、社會工作人員和社會學家，如北平第一助產學校晏陽初、協和醫院社會服務部浦愛德、周勵秋、燕京大學 Maxwell Stewart、許仕廉、張鴻鈞等，一同發起建立了北平婦嬰保健會，後來清華大學陳達、燕京大學雷潔瓊、協和醫學院蘭安生、李廷安、方頤積、袁貽瑾、於汝麒、沈驥英等人也陸續加入。婦嬰保健會的工作目標之一是通過控制生育次數來減少圍產期的疾病和死亡，提高母子雙方的健康水準。它在東城區錢糧胡同的保嬰事務所開設了節育門診，進行每週一次（後來增加到每週二次）的義診，向就診者講授婦女衛生知識及節育方法。助產學校本科生在畢業前，必須在節制生育門診實習四次。這個門診的開設是中國的節制生育思潮從理論走向實踐的轉捩點。從1930年3月到1933年2月，一共有九十九名婦

[56] 梁景和，〈五四時期「生育節制」思潮述略〉，《史學月刊》（1996），3。

[57] 雷芝芳，〈我國計劃生育的拓荒者〉，見於《楊崇瑞博士誕辰百年紀念》，頁 15-19。

女接受了節育措施的指導，其中大部分來自社會中上階層的家庭。據
報告，一百名丈夫中只有三人是文盲，五十五人受過部分或全部的大
學教育。儘管這些人裡沒有什麼豪門巨富，但大多數人的收入水準還
是遠遠超過勞工階層。當時的避孕方法主要有幾種：一、男用陰莖套；
二、子宮帽和陰道塞，子宮帽以橡膠製成，帶有百分之一的乳酸膠凍，
陰道塞用醋酸或乳酸浸泡；三、安全期；四、體外排精。其中一、四
兩項不易推行，大多數婦女選用二、三兩項方法。第二項使用的避孕
工具中，子宮帽價格較貴，容易損壞，陰道塞的效果則不甚可靠。避
孕失敗的那些人，據總結有以下原因：難以按約定時間就診、對診所
缺乏信心、就診匆忙、執行醫囑時遇到困難、子宮帽破裂、害怕子宮
帽內陷、丈夫不喜歡所使用的避孕方法、迷信[58]。從就診人數看，社會
一般人的反映遠不能算是熱烈，門診部也沒有永久性的地點，在短短
三年裡四次遷移。儘管存在種種困難，楊崇瑞的主張並未動搖。她在
回顧中國人口的高死亡率、特別是嬰兒的高死亡率時說：

> 不能說中國的高死亡率完全是由於人口過多造成。缺乏現
> 代衛生和醫療知識是其部分原因。但是人口過多對人民生活的
> 巨大影響阻礙著教育和上述知識的傳播。哪裡有貧窮、饑饉、
> 戰爭、溺嬰、流產和疾病，其後面都存在著生活資料不足的高
> 度壓力。
>
> ……，公共衛生和現代醫學正在使中國取得進步，而且凡
> 是這樣做的地方將減少因疾病引起的死亡人數和嬰兒的大量死
> 亡。由於某些原因所造成的死亡率下降只能增加人口的全面壓
> 力，除非與此同時我們能懂得在一個人口已經稠密的國家裡控
> 制住出生率的必要性。顯然，持續的高出生率伴隨著下降的的

---

[58] 雷芝芳，〈我國計劃生育的拓荒者〉；楊崇瑞，〈北平的節育情況——北平母親保健委員會第
一次報告〉，葉敏譯，黃孝楷審校，轉引自《楊崇瑞博士誕辰百年紀念》，頁125-135。按
後一份文獻題目中的北平母親保健委員會之名系從英文轉譯，中文原名應為北平婦嬰保
健會。

死亡率將導致人口增長率更加迅速地提高。

　　直到中國學會了自願限制人口的方法，她才能創造出所期望的生活標準，創造出社會學科中有價值的階段，並且在人民群眾中創造出一種合理的幸福良機。[59]

　　1933 年開始，北平第一衛生事務所楊崇瑞、燕京大學雷潔瓊、清華大學陳達等人開展節制生育的宣傳活動，在北平《晨報》出版「人口副刊」，每週一期，發動有志於節制生育的學者和社會人士，發表文章，宣傳節制生育的重要性，提倡少生、優生、優育[60]。

　　1936 年秋，楊崇瑞以國立第一助產學校校長名義，邀請山額夫人來華講學。山額夫人到達時，楊氏到車站迎接。《世界日報》就此事發表了報導，其中多有攻擊詆毀的詞句，但楊氏處之泰然，與同樣熱心於計劃生育的協和婦產科教授林巧稚等人一起，請山額夫人在協和醫院禮堂講學兩次，聽眾達一千六百多人。這些人多為醫藥衛生界的工作人員，其中有國立第一助產學校本科各班學生及各種訓練班全體學員。山額夫人的講題為《節制生育的各種措施及今後的展望》。這是最早在中國舉行的一次醫藥界的國際節育技術交流活動[61]。

第四節　鄉村醫療衛生的改進試驗

　　跟隨著西方近代科學傳入中國的主流路線，近代醫學、具體到上述的一些公共衛生試點機構，都是首先在大中城市找到了它們的落腳點。然而，中國是一個農業國，百分之八十五以上的人口生活在廣大的鄉村地帶。如何使這大多數人口也能享受到新醫新藥的照顧，成為醫學界一些人士苦苦思索的問題。

　　鴉片戰爭以後，帝國主義強行打開中國的大門，接踵而入的機器

---

[59] 楊崇瑞，〈北平的節育情況——北平母親保健委員會第一次報告〉。

[60] 雷潔瓊，〈懷念楊崇瑞醫師〉，見於《楊崇瑞博士誕辰百年紀念》，頁 1-3。

[61] 傅惠，〈最早在我國舉行的一次國際節育技術交流活動〉，同上，頁 94-95。

工業迅速衝垮了傳統的鄉村手工業生產，同時，中國農村經濟的商品化程度不斷加深，對國際市場的依賴也日漸加強，中間商的層層盤剝以及世界行情的起落無定，使得原本就脆弱遲滯的中國農產品生產飽受池魚之殃。租賦苛重、捐稅繁多，農村金融枯竭，高利貸盛行鄉里，再加上民國成立以來各路軍閥混戰，水旱災害頻仍，天災人禍的夾攻下，當時的中國農村全面瀕於崩潰，人民生活困頓已極。新起的城市工業並無能力吸納鄉村經濟解體後游離出來的勞動力，大批的破產農民走投無路，衣食不保，不得不遠走他鄉謀求生路，甚至淪為盜賊土匪。1929 年開始的世界經濟危機導致西方資本主義國家紛紛提高進口關稅，並將工農業過剩產品廉價傾銷中國；1931 年的長江大水災使中國腹地的交通樞紐漢口陷於癱瘓，無數災民流離失所；日本侵略者發動「九‧一八」事變和「一‧二八」事變後，中國東北三省落入敵手，工商業中心上海蒙受慘重的損失；1934 年美國實施《購銀法案》，大量吸購中國白銀，以至中國國內硬通貨短缺，銀價不斷上漲，物價大幅下跌，工農業生產受到巨大破壞。這些災禍給已經極度疲敝的中國經濟雪上加霜，把中國的鄉村危機推到了一個高潮[62]。

　　為了挽救日就衰落的中國鄉村，扭轉國家民族積貧積弱的狀況，一些知識份子離開城市，踏入農村，把精力投入到鄉村改革中去，他們最初的工作是從普及識字教育、設法開啟民智入手，而隨著不斷地實踐和摸索，他們都漸漸地捲入了全面再造鄉村經濟、文化和社會組織的嘗試之中。被稱為鄉村建設運動的這股潮流在上世紀二十年代中後期聲勢愈來愈大，「如雨後春筍，如狂風怒潮，繁榮滋長，洶湧澎湃，大有掀天蓋地不可遏止的形勢[63]」。全國著名的幾處地點，在河北定縣，有中華平民教育促進總會的晏陽初；在江蘇昆山縣徐公橋，有中華職

---

[62] 卜國群,〈中國三十年代的合作運動及鄉村改良潮〉,《中國經濟史研究》(199),4 期;張福記,〈鄉村危機與近代中國政治格局的嬗變〉,《山東師大學報 (社科版)》(1996),3；田建軍,〈試析國民政府減輕農民負擔舉措失敗的原因〉,《西北大學學報(哲社版)》1999 年 1 期, 114-118,129 頁;鄭杭生、李迎生：中國早期社會學中的鄉村建設學派,《社會科學戰線》2000 年第 3 期，232-243 頁）。

[63] 方悴農,《農村建設實施記》（上海：大華書局，1935），頁 119-120、123-128。

業教育社的江恒源和黃炎培；在南京有曉莊學校的陶行知；還有一位首先在河南輝縣建立村治學院、1931 年又轉移到山東鄒平設立山東鄉村建設研究院的梁漱溟。這幾位鄉村建設運動的代表人物，在當年均可謂名重一時。

晏陽初等人組織的中華平民教育促進會（以下簡稱平教會）到達定縣開展工作以前，在全國各地城市如長沙、煙臺、嘉興、杭州等地已經進行過幾年的平民教育實驗活動，鄉村平民教育則是平教會鄉村教育部主任傅葆琛等人在公理會協助下，1924 年於河北保定一帶開始實施的。但這一階段的工作仍局限於開設平民學校掃除文盲，工作既難深入，也無法持久，「平教運動，各處皆是，但所辦平民學校，大半名不副實，形成一種虛有其名之物。平教運動真正意義與效用，則皆熄滅無餘。[64]」因此晏氏乃決定「鑽進農村，深入民間」，因「農村是中國百分之八十五以上人民的著落地，要想普及中國平民教育，應當到農村裡去[65]」，而中國社會生活的基本單位便是全國的一千九百多個縣份，「一縣就是一個廣義的共同生活區域，為若干隸屬的共同生活區所構成，是我們[平教會]從事鄉村工作，實行縣單位研究的最好區域[66]」。經過綜合考慮，平教會擇定地點適中、民風樸實、注重教育、且村治運動已有一定基礎的河北定縣作為中國北方農村的代表區域。1926 年，平教會應當地鄉紳之邀進駐定縣翟城村設立平民學校，開始鄉村建設的實踐。1930 年 6 月，平教會將總部遷至定縣，準備「以定縣為一個大的活的研究室，……來在人民生活上研究實驗，將以研究的得失經驗，得出一個方案，貢獻於國家社會。[67]」

---

[64] （著者不詳）《定縣平民教育鄉村運動考察記》（年代不詳），頁 17。按據書中內容推測，本書寫作時間當在 1931 年左右。

[65] 晏陽初，〈一年來復興農村政策之實施狀況〉，《農村復興委員會會報》（1934），2（3）。

[66] 同上。

[67] 同上。

一、中華平民教育會定縣實驗區的衛生工作

平教會在定縣研究的結果，認為當日的中國農村存在四種最基本的問題，即晏陽初所謂的愚、窮、弱、私。對症開方，這些擅長理論工作的知識份子設計了相應的四大教育——文藝教育、生計教育、衛生教育、公民教育——以期改變現狀，分三大方式——社會、學校、家庭——入手進行，平教會總部下設行政、研究、訓練三個大部門，分轄四部八科和三個院。其中，衛生教育部於 1929 年 9 月成立。晏陽初與北京協和醫學院公共衛生科主任蘭安生此前已經相識，蘭安生在1928 年冬季曾邀請晏氏到協和醫院作講演，給住院醫生介紹農村的社會經濟情況。平教會衛生教育部成立後，蘭安生介紹協和畢業生姚尋源去主持工作。姚氏缺乏農村工作的經驗，到任後仍依照過去教會醫院的模式推行醫療工作，成效不甚顯著。1931 年，姚氏去美國進修，另一協和畢業生、美國哈佛大學公共衛生學碩士陳志潛前往定縣接替姚的職務。陳以北京協和醫學院講師身分兼任平教會衛生教育部主任，除主理鄉村衛生事宜外，也抱有為醫學生和護理專業學生建立農村衛生實習基地的想法[68]。

在這些接受西方高等教育的知識份子們眼前展現出來的中國農村是這樣一幅圖景：

> ……房屋矮小，人畜同居，廚房之污水，與糞窖之惡臭，皆熏人欲死。加以衛生知識之不備，常年不入浴者有之，（北方人常有一生只沐身兩次，一為出生之後，一為入殮之前）整月不梳髮者有之。一罹疾病或無醫或無藥，臥以待斃。加以都市之學生、工廠之男女，一旦染病，（如花柳病肺病等傳染症）則逃歸田舍，無形之中，散佈流毒於山清水秀之農村。……[69]

---

[68] 〈定縣平民教育鄉村運動考察記〉；陳志潛，〈河北定縣農村教學基地的建立經過〉，《話說老協和》，頁 182-185。

[69] 〈定縣平民教育鄉村運動考察記〉，頁 30。

　　陳志潛通過平教會社會調查部負責人李景漢瞭解到，定縣有四十萬人口，人均年收入約五十元，可以用於醫藥的費用只有三角左右。全縣四百七十二個村莊只有兩百七十二個有傳統的草藥店和少數舊醫生，其餘兩百個村莊完全沒有醫藥條件。全縣只有縣城內有兩位開業醫生，他們都沒有受過正式的醫學訓練。定縣居民的平均死亡率高達每年 35‰，嬰兒死亡率據估計不低於 200‰，各種傳染病流行猖獗。一般人沒有清潔衛生、傳染病隔離常識，新生兒出生時，用泥土、香灰止血，破舊布包蓋臍帶；白喉、猩紅熱病人與健康兒童同睡一炕；水井與廁所常常相隔只有數步，百分之六十五的飲用水受到人糞的污染。與這種衛生狀況相聯繫的，還有異常簡陋的飲食起居：

> 定縣的人民現在已有百分之二十至百分之四十終年不吃食鹽；有的也不過吃些犯法的硝鹽而已。[70]

　　以這樣的消費水準，「雇養今日之護士，絕對為不可能，醫師一層，更無從談起」。大城市訓練的醫師、醫士、護士、助產士也不願到農村區縣工作。況且，鄉村衛生事業能夠舉辦的事項少而簡單，

> 例如種牛痘一事，技術異常簡單，推行種痘，似無醫師或護士實行種痘技術之必要，……又如農村最普通之疾病為沙眼、頭癬、各種眼病、中耳炎、急性腸胃傳染病（如霍亂、傷寒、痢疾），試問今日醫學校畢業者，對於以上各病是否經過最透徹之訓練，與具有充分之經驗，我[中國鄉村衛生調查委員會主席李廷安]想大家絕對不能作肯定之答覆；既然勉強安置今日醫學校之畢業生，以管理農村衛生，此等人物亦未必能答覆民眾之要求，結果價昂而物不美，更為可怕。[71]

---

[70] 吳半農，〈河北鄉村視察印象記〉，見於千家駒：《中國農村經濟論文集》（1936），頁 410，載章有義編《中國近代農業史資料（第三輯）》，頁 998。

[71] 李廷安，〈中國鄉村衛生調查報告〉，《中華醫學雜誌》（1934），20（9）。

因此平教會決定衛生建設的原則為：用最經濟最有效的方法，普及農村衛生事業；由最重要的、簡而易舉的工作做起，以求其漸次發展；訓練地方人才，推行農村工作[72]。陳志潛等人的具體做法是：採取自下而上的策略，在村、區、縣建立三級醫療保健網；預防醫學與治療醫學同等重視，齊頭並進，無論在計畫、經費、訓練內容方面，二者均不偏廢。

醫療保健網的最上一層是定縣縣城內設立的保健院，負責全縣四十萬人口的預防和醫療。保健院之下，全縣六個區各設一個保健所，保健所內有醫生一人、換藥員一人，月薪在九十元以下，為當時農村經濟所僅可承擔之數。保健所醫生承上啟下，對下督率和培養所轄的二三十個村的保健員，對上向保健院彙報工作。

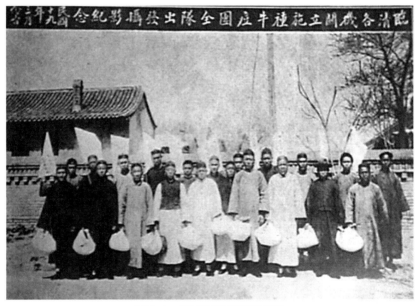

圖 6-4　鄉村牛痘接種隊成員

---

[72] 河北省縣政建設研究院、中華平民教育促進會（編印）：《定縣農村教育建設》（內部資料，1935），頁 260。

醫療保健網的最基層為各村自己的保健員，這是定縣衛生工作的一個創舉。保健員自村平民學校的畢業生中間選拔，每村一至二人，選出後由村建設委員會送至保健所接受為期十天的培訓。本著平教會理論工作詳備周密的一貫作風，遴選保健員的具體標準制定如下：

> （1）保健員的家庭位置須在村中比較適中的地點；（2）保健員的家庭須在村中樹敵甚少；（3）保健員全家成人數目不過六人，每人約十畝地；（4）保健員專門以農為業；（5）保健員是村內學校青年部畢業或經過公民服務訓練者；（6）保健員兄弟不過三人，而自居第二或第三者；（7）身體健壯品行端正者；（8）年齡在二十五歲左右者。[73]

保健員受訓完畢，即回村為鄉里服務。村民最常見的疾病是眼病，如急性結膜炎或沙眼，最盛行而易於防治的死亡原因是天花和胃腸道疾病。保健員的主要工作相應確定為：施種牛痘、改良水井、使用簡易藥箱和處理常見病。保健員首先在自己家中改良水井、改良廁所，為村民示範。每名保健員配備有藥箱一個，價值約三元，由村政府負擔。藥費與保健員年底酬金每年約十五元，在實驗期內由平教會支給。保健員為村民治療或種痘，每次收錢約合一分。保健員的用藥範圍如表6-2：

同時村中的出生死亡登記也由保健員兼管，因為村中人戶有限，一家有事，家家皆知，保健員又是本村人，統計人口不致引起村民的疑惑。實行保健員制度有很多好處，第一他們是社區成員，時刻受整個團體的督促；第二他們的工作範圍狹小，可使民眾得實益而不受危險；易於維持長久；第三，此項措施花費少，不超出一般農村能力的範圍，易於普及。

---

[73] 同上，頁261。

表6-2　保健員用藥表

保 健 員 注 意

1.凡對於病症稍有疑惑時，即需用介紹書送病人到保健所。
2.肚子疼與瘧疾，是保健所醫師才能治療得當的病，不可輕自用藥。
3.用藥前，必須將兩手洗得乾淨；指甲亦須保持短潔。

症名	用藥名稱	器具
1.沙粒眼（由醫師診斷）	枸櫞酸銅膏	1.繃帶
2.爆發眼	蛋白銀水	2.紗布
3.眼淚多	硫酸鋅水	3.棉花球
4.耳底子	炭甘油	4.棉花棍
5.皮膚紅腫（有或無小膿頭者）	碘酒	5.膠帶
6.皮膚膿瘡	白降汞膏（用白開水洗後）	6.壓舌板
7.頭癬及身癬	韋氏膏	7.玻璃棍
8.皮膚有毒	二鍋頭酒	8.滴管（兩個）
9.傷風頭痛	阿斯匹林	9.剪刀
10.胃痛吐酸水	蘇打	10.鑷子

（資料來源：河北省縣政建設研究院、中華平民教育促進會（編印）：《定縣農村教育建設》，[1935]，頁 269）。

　　保健員每週一次到區保健所報告生命統計、急救治療、種痘預防等工作，補充藥品、敷料、表格。因為他們開始工作前僅受十天的訓練，難於熟練掌握種痘用藥等技術，所以需要在工作中繼續由保健所的醫師教導。保健所醫師系省立醫學院或醫專的畢業生，亦多是本縣或鄰縣人，學成回鄉服務桑梓。開始工作前，首先在縣保健院接受一年的補充訓練，課目包括生命統計、流行病學、學校衛生及衛生工程的講授和實習。他們平時每天半天門診，半天輪流督導保健員的工作，每週一次回縣裡的保健院彙報。1934 年保健院設有病床三十張，收治較為嚴重的病人。保健院內的醫生和護士都是北京協和醫學院的畢業生，除了執行一般醫療衛生工作外，還與平教會密切合作進行衛生教育。另外如處理流行病爆發、統一調配藥品和指導用法、訓練醫護人員等，也由縣保健院一起負責[74]。

---

[74] 俞煥文，〈協和醫學院與定縣平教會〉，《話說老協和》，頁 186-191；李廷安，〈中國鄉村衛生調查報告〉。

　　自 1931 年起，平教會衛生教育部就開始在定縣試辦小學衛生，範圍包括二十個小學的約一千二百名學生。辦理方法與北平乙種學校衛生方法相似，主要工作是健康檢查、糾正缺點、課堂衛生知識講授。1932 年陳志潛接任這項工作後，發現將城市的方法沿用到鄉村既不經濟，又很費時。僅以檢查身體一項為例，國外和國內大城市的做法是將耳目口鼻心肝脾肺及其他各部分的缺點都記錄下來，但在定縣照搬這一方法按部就班地檢查兒童體格，結果，

> 　　……查了差不多兩個月的功夫，才查了不到一半的兒童，其原因有三：
> 1、鄉間學校距離遠，交通不便，往返所費的時間比工作的時間還多。
> 2、鄉村學校裡學生的數目天天變更，譬如今天去檢查，有學生四十，檢查了一半，還有二十沒檢查，明天再去，也許只有二十五個學生，其中二十個，也許都是檢查過了，於是今天只能檢查五個，甚至天氣變更，或農家稍忙，則學生數目可以出乎意外的變更。以此類推，檢查一千個學生，費上三個月功夫，並不算奇特。加以醫生不能每天都做這一樣事，所以耽擱時間的多，更是不用說了。
> 3、鄉村學校的假期非常的多，……[75]

　　兒童身體發育很快，這樣查體速度過於緩慢，何況只是將缺點逐項記載，又未必能夠糾正，倒不如選取最重要的幾點，集中力量踏實處理。故陳志潛設計了一種簡化的表格，只記錄年齡、身高、體重、眼（視力、沙眼）、耳（聽力、膿）、喉（扁桃腺、全部）、皮膚的情況，共計七大項十小項。為便於資料的比較，陳氏一人負責定縣全部小學生的檢查工作，十天時間將所有兒童檢查一過。檢查結果，定縣兒童

---

[75] 陳志潛，〈定縣的鄉村衛生教育實驗〉，《中華醫學雜誌》(1933)，19(2)。

患有沙眼的占總數百分之七十五點六，疥瘡頭癬等皮膚病和中耳炎發病率也很高。這些缺點糾正起來都不是一日之功，長期依賴醫生或護士到校治療，在定縣的條件下是辦不到的，且陳志潛認為，鄉村衛生工作，「起頭容易，繼續困難」，必須以鄉村的經濟程度為標準，解決的辦法就是「由教員把責任擔負起來，醫生與護士不過是在旁邊助理指導的地位，我相信這才是教育工作。」他設計了一套學校衛生工作與健康教育相結合的工作方法，由各校教師負責為學生稱量體重、檢查個人衛生、糾正沙眼、皮膚病、輕微外傷，並設計了多種相應的記錄表格供教師使用，衛生教育部只派遣護士每週一次到校輔導。因為鄉村小學教師都很忙碌，無暇集中接受培訓，陳氏在開始工作前特地擇日準備酒宴，邀請參與小學衛生工作的全體教師和校董赴宴，在席間進行了簡短的培訓指導。工作進行一段時間後，陳氏並印發詳細的調查表格，徵詢每位元教師對衛生工作的意見，大多數教師的反應都很積極，認為衛生工作較之識字寫字「有同等重要」或「尤為重要」，「雖課程忙迫，亦必設法顧及」，衛生教育部配發的簡單藥品，學生也願意敷用，塗藥時「學生並不感覺何種痛苦」，然一當被問到「貴校暑假後能抽出少量經費改良廁所否」，只有不足三分之一的學校給予了肯定答覆，更有教師進一步注明：「譬如臉盆乃一微小之物，學校即辦不到，其餘可想而知」[76]。

陳志潛本人對自己的實驗成績還是很樂觀的，他「深信健康教育在鄉村窮困情形下，也是有辦法的。不過辦法須具體，須經濟……」，並希望「一般兒童教育家既然認定兒童健康與兒童教育的關係，同時就不要怕實地上的困難，對於我們這一段的實驗，不妨加以批評與採納。[77]」

定縣的衛生工作並非一帆風順，陳志潛和楊崇瑞致力推行的新法接生一開始幾乎無法進行，雖然護士助產士章斐成和一位婦產科醫師

---

[76] 同上。
[77] 同上。

來到縣保健院工作，但是在給紐約米爾班克基金會（Milbank Memorial Fund）提交的報告中，陳志潛坦率承認：

> 在無先例可循的情況下，第一項努力是引入了一位助產士和一位相當有經驗的產科醫師。這很快便告失敗，因為這裡的社區絕不肯把一名年方二十五歲的姑娘看作是可以信賴的產婆，而難產的例數又是這樣少，以至於醫師完全成了奢侈品。[78]

一些對平教會抱有敵意的人也竭力抨擊包括衛生教育在內的各項工作。原籍定縣的燕京大學法律教授燕樹棠談到平教會的環境衛生宣傳，假借定縣老百姓的口氣譏諷說：

> 講衛生！每天把院子掃的乾乾淨淨，把桌子凳子拭的光亮，我們知道，但必須在耕田做飯餘暇；剩下的飯菜不好吃、不可吃，我們懂得，但我們必須留起來再吃；把衣服常常洗滌，穿著舒服，我們也知道，但是我們計算──一件衣服若半月洗一次，可以用兩年，若五天洗一次只能用一年，我們沒有錢做新衣服，只有少洗幾次，多用幾月。那麼，我們老百姓雖沒有知識，還勞動醫學博士來教訓我們嗎？[79]

但是連燕樹棠自己也不得不承認：

> 就衛生言之，平教會在鄉間所指導的衛生政策，固然行不通，然在城內所設之保健醫院，曾經治療過許多的病人。……[80]

從 1932 年到 1935 年初，定縣建立起來的村、區、縣三級衛生網

---

[78] M. B. Bullock, *An American Transplant*, p181。

[79] 燕樹棠，〈平教會與定縣〉，《獨立評論》(1933),(74)，1933 年 10 月 29 日。

[80] 同上。

已經基本解決了大多數農民無醫無藥的困難。在定縣消滅了天花、黑熱病、霍亂，大大減少了其他腸胃傳染病。兒童的沙眼、頭癬、嬰兒破傷風均明顯減少。農民的衛生知識也有很大提高。飲水得到改良，預防注射普遍施行，輕重病人均能得到及時的診斷和治療。整個衛生網所用經費平均每人每年僅一角左右[81]。

　　三級醫療保健網的模式以及農村改水改廁、預防接種的經驗，此後幾十年在中國的鄉村衛生工作實踐中一直被繼承和採納。

二、上海醫學院的鄉村公共衛生工作：從吳淞到高橋

　　中華醫學會下設鄉村衛生調查委員會主席李廷安氏1934年發表有關中國鄉村衛生的調查結果時，全國的鄉村衛生機構僅有十七個，它們分散於北平、上海兩市及河北、山東、安徽、江蘇、浙江、廣東六個省，其中由中央衛生署舉辦者一個，由縣或市政府舉辦者兩個，縣市政府與其他機構合辦者八個，私人團體舉辦者五個[82]。

　　這些機構中間開辦最早的幾處，除前文述及的河北定縣實驗區之外，便是淞滬一帶的吳淞、高橋兩個衛生模範區。有別於依託平教會活動而開展衛生工作的定縣，吳淞和高橋都是由醫療衛生機關直接創辦和管理的。高橋衛生模範區創辦時隸屬上海市衛生局，吳淞衛生模範區由上海市衛生局和上海醫學院合辦。

　　上海醫學院於 1927 年 10 月正式開學，初創時作為第四中山大學的醫學院，其後名稱幾經更易，1932 年秋淞滬戰事平息後，經國民政府教育部批准改為獨立學院，更名為國立上海醫學院（以下簡稱上醫）[83]。院長顏福慶及在院任職的許多高級醫生，如胡宣明、張維、賴鬥岩、黃子方等人，都是公醫制度的熱心提倡者。顏福慶在建院伊始就組建了公共衛生科，自己兼任公共衛生學教授。該科公布的教學宗旨將主辦者的思想傾向表達得頗為明晰：

---

[81] 陳志潛，〈河北定縣農村教學基地的建立經過〉。
[82] 李廷安，〈中國鄉村衛生調查報告〉。
[83] 朱恒璧、方子川，〈國立上海醫學院之回顧與前瞻〉，《國立上海醫學院季刊》(1934)，1(1)。

本科教學宗旨一本歷來所訂目標：

一、醫學須絕對社會化，科學化，經濟化。

二、養成醫學生，使有強烈的社會觀念，與民族意識。

三、增進民眾的健康，預防疾病，普遍治療與衛生教育並重。

四、抱到農村去的精神，以挽救民族的危亡。[84]

　　1928 年 7 月，上醫在上海郊區創辦「吳淞衛生公所」作為公共衛生教學實驗區，由公共衛生專家胡宣明負責，規定醫本科學生都要到那裡去輪轉實習一個月。實驗區的業務包括：廣泛進行衛生宣傳教育；結合門診醫療，逐步開展疾病預防、環境衛生、婦幼保健、口腔衛生等工作。1929 年上海市衛生局也加入辦理，實驗區改稱吳淞衛生模範區。「一・二八」戰事爆發後，吳淞全區毀於日寇炮火，衛生模範區的工作遂告停頓[85]。

　　高橋衛生模範區面積二百平方裡有餘，居住三萬八千人口，行政上雖隸屬上海市區，人民生活方式仍是典型的鄉村社會，務農為生，樸實勤苦。學校教育尚稱發達。淞滬之役，高橋衛生模範區受到戰事影響，經費支絀，工作無法進行，故上海醫學院遷址新校舍後，與衛生局協商合辦高橋衛生，一方面可增加經費人員，另一方面便於學生實習。1934 年高橋衛生模範區辦事處改稱高橋衛生事務所，所長一職由上醫公共衛生科主任張維兼任。全所年度經費在一萬七千元左右，其中一萬元由上醫擔負，在中華文化基金委員會津貼上醫的專案下開支[86]。

　　全所分為四課。

　　第一課：文書、會計、庶務、醫藥職業管理、衛生教育；

---

[84]〈國立上海醫學院公共衛生科報告〉，載《上海市衛生局高橋衛生事務所暨（國立）上海醫學院衛生科年報》（上海：內部出版，1935），頁 39。

[85]王士良、顧學箕（主編）《朱恒璧傳》（上海：上海科學技術出版社，2000），頁 19。

[86]李廷安：〈中國鄉村衛生調查報告〉；〈國立上海醫學院公共衛生科報告〉。

第二課：清道清潔、普通衛生、肉品檢驗；

第三課：婦嬰衛生、學校衛生、勞工衛生；

第四課：生命統計、防疫、診療。

　　針對南方農村的日常生活習慣，高橋衛生事務所重點整治轄區的環境衛生。轄區內居民飲水，除唯一的一口自流井外，其餘均取自區內百數十口淺水井以及河浜。事務所明令禁止在水源一百五十碼範圍內設置廁所、糞缸或陰溝，禁止在河浜井旁洗刷便桶、傾倒垃圾，每年4月中至9月期間，用漂白粉對水井進行巡迴消毒。農村用人糞肥田，平時貯於糞缸內，衛生區內「坑廁林立，……皆窳敗不堪，蒼蠅滋生，行人掩鼻」，下雨時污水蔓延殃及水井。事務所從高橋本鎮開始，著手調查所有廁所及糞缸，按構造和妨害衛生的程度，分等編列，分別取締或改良，並專門請工程師設計了一種單缸式廁所，在區內推廣，同時對未及改造的廁所用百分之一氰酸鈉溶液每週消毒一次。滬郊農民有養犬守夜的習慣，一家養犬有時多達四五頭，被野犬咬傷而患狂犬病的人很多，因此事務所還有一項任務是捕殺野犬和推行家犬登記。環境衛生的其他工作包括管理飲食店和肉品店，檢驗宰牲、取締私宰。高橋海濱浴場開業後，夏季遊人如織，浴場的衛生監督和急救工作也由事務所承擔。

　　婦幼衛生方面，事務所推行的事項有產前產後檢查及訪視、訓練舊式產婆。事務所為了鼓勵人民接受產前檢查，規定凡請該所接生者，必須曾經接受該所的產前檢查，否則罰款五元方予接生。至1934年由事務所負責接生的嬰兒已占出生嬰兒總數的三分之一，孕產婦產前、產後檢查的次數俱有增加。1936年在高橋進行的調查（表6-3）最終說明新法接生的嬰兒死亡率遠低於舊法接生。

　　但當時因「舊式接生婆仍為一般民眾所信賴，積重難返，即令嚴加取締，亦難肅清」，事務所仍對她們採取改造方法，從1933年起開辦舊式產婆訓練班。第一班訓練七人，畢業三人。

表 6-3　接生方法與嬰兒死亡率的關係

	新法接生	非新法接生	總計
活產數	149	2078	2227
一歲以內死亡數	6	434	440
嬰兒死亡率	40.3	210.8	199.6

（資料來源：Tsze Shen Chang, Daniel G. Lai and Gsi Ju Chu, A Note on the Infant Mortality Rate in Kao-Chiao, Shanghai, *Chinese Medical Journal*, 1936(50). 本表譯自原文 582 頁表 2）

　　學校衛生包括健康檢查、缺點矯治、預防接種、疾病治療、衛生教育等事項，由各校教職員主其事，事務所在旁輔導。由於區內只有幾家小工廠，工人農閒務工，農忙回到田裡工作，人數增減不定，故僅選定一家光華火油公司辦理工業衛生，由廠方擔負護士薪金和藥品開支，事務所派遣廠醫一名免費施診。

　　出生死亡登記原由公安分局管理，後改為先向事務所（初為事務處）報告，然後向公安分局領取戶籍牌或出棺證。「行之未久，遺漏尚多」，事務所如發現隱匿不報者，諮請公安分局處以二元至五元的罰金。統計的死亡原因以老衰及中風為最多，其次為發熱及發疹、出生虛弱及早產、結核病、腹瀉、腸炎。傳染病多由護士訪視或門診發現，通常只能對病人在家施行隔離，並予以必要的消毒指導。每年當傳染病流行季節，事務所廣行預防接種。

　　高橋區域遼闊，病人來事務所就診不便，事務所在本所門診之外，於區內東、西、南部分開設三個分診所，其中兩個分診所有護士助理一人與助產士一人常駐應診。事務所附設一間檢驗室，可進行血、痰及大小便的化驗。

　　作為上醫的公共衛生實習基地，高橋衛生事務所為五年級醫學生的實習提供場所，紅十字會的護士也在此實習，另外還培訓護士助理員，接待來所見習或參觀的各界人士[87]。

　　吳淞衛生區「一・二八」戰後僅餘斷瓦殘垣，後由上海市衛生局

---

[87] 有關事務所工作情況的內容，均采自《上海市衛生局高橋衛生事務所暨（國立）上海醫學院衛生科年報》。

和國立同濟大學共同接管重建，作為同濟大學學生的實習場地。

1937 年，高橋衛生模範區也毀於戰火。

當年李廷安總結中國鄉村衛生機構的狀況，認為可以歸結為六點：一、設立未普遍，以中國之大僅有十七處，寥若晨星；二、組織不一律，各自為政；三、為時不多，時間最久者不過五年；四、人員缺乏；五、經費竭蹶，既無專款可言，複無收入可恃；六、工作相似，皆以治療防疫為主，其他工作在群眾衛生覺悟提高之前都難於展開。其實不僅鄉村衛生機構，即以城市而論，情況又何嘗不是如此？在缺乏政策法規和經費支援的大環境中，早期社會醫療事業的發展實可謂舉步維艱。但是，畢竟有一群眼光長遠的醫務工作者邁出了啟程的幾步，「篳路藍縷，草莽初辟，外法歐美，內察輿情，以最新學術，施諸老朽之邦，新法舊俗，輒相枘鑿，審前顧後，頗費苦心[88]」，創業者付出的努力往往超乎後來人的想像。當年獨立一隅的協和醫院社會服務部、北平第一、第二衛生事務所、國立第一助產學校、還有在河北定縣、上海高橋進行的鄉村衛生實驗，都已經在歲月的浪淘沙洗中逐漸湮沒無聞，只是每當回首中國公共衛生事業發展的歷史，經意不經意之間，我們仍可在許多地方辨認出先行者們留下的、飽經風雨剝蝕的足跡。

---

[88] 金寶善：〈北京之公共衛生〉。

第六章

疾病模式轉變中的醫患關係

　　自從醫學產生並成為一種職業活動以來，就存在醫生與患者的關係。古代的醫患關係限於當時的醫學水準，呈現出單一性、穩定性、互動性等特點。古代醫生秉持樸素的整體觀，把人的生理與心理，人與社會及環境看作是一個有機聯繫的整體，醫生不僅醫治疾病，而且也關心病人，在診斷治療過程中重視心理、社會因素對疾病的影響。在這種醫學觀指導下，醫患之間保持著較為密切、互信的關係。

　　近代醫學傳入中國後，以醫院診療為基礎的醫療服務漸次展開，至二十世紀三〇年代，在中國的大中城市，醫院逐漸成為醫療實踐的中心。隨著醫院化的進程，醫患關係發生了深刻的變化：在病灶理論的指導下，尋找病灶成為醫生關注的目標，疾病與病人出現分離的趨勢；隨著儀器的應用，醫生診斷疾病更多地依賴客觀的檢測指標，從而導致醫生與病人的關係出現了「物化」的趨勢。由於臨床分科愈來愈細，醫生的專科化，某些疾病的診斷常被分解為幾個專科的程式，由此形成了一個醫生只對某一種疾病或病人的某一部位（器官、系統）的病變負責，而不對整個病人負責的情況，醫生頭腦中存在的只是屬於自己專科的局部病徵。醫院化的醫療服務也對醫患關係的變化產生了深刻影響。病人集中於醫院治療，表面上醫患雙方生活於同一空間，交往似乎密切了，但實際上醫患關係的穩定性，即一個醫生與一個病人的穩定聯繫卻大大降低了；以往那種一個醫生與一個病人的穩定聯繫，分解為多個醫生與病人的聯繫。這些變化削弱了醫患雙方的信賴與情感交流，並常引出一些醫患雙方的糾紛甚至法律訴訟。

第一節　醫患關係轉變的動因

近代醫學是建立在生物學基礎上的，以生物學的觀點來分析、研究人體的生理、病理現象，用還原論的方法來處理疾病的診斷、治療問題，因此，在近代醫學中並不注重社會因素與心理因素對疾病發生、發展過程的影響。這種心身分離的疾病觀念，導致醫生將關心病人、瞭解病人的生活經歷和行為習慣，看成為並不決定疾病過程的次要因素。醫學關注的重點從病人轉變為疾病，病人只是疾病的載體。近代醫學中這種暗含的觀念，在臨床治療中被不斷強化，從而使近代醫學中的醫患關係，發生了明顯的變化。以醫院為中心的醫療服務體系，深刻地改變臨床治療的模式，即從過去那種一對一的醫患模式，轉變一對多與多對一的模式。從醫學社會學角度來考察，不難發現醫學的建制化、診療的技術化以及醫學的專科所賦予醫學的權力，是影響近代醫患關係變化的主要因素。

一、醫院權威的建立

醫學建制化的標誌之一是醫院權威的建立。醫院的權威不僅表現為有一套程式化的制度，更重要的是醫院作為醫學技術的中心，其診斷與治療被賦予科學權威的地位。因此，醫院具有雙重權威。

1、醫院制度的建立

民國之後，隨著西方醫療保健制度的引入，醫院逐漸承擔起廣泛的醫療任務。1934 年，政府所管轄的醫院數達到四百二十六所。儘管就全國而言，四百多所醫院主要集中在大中城市，遠遠不能滿足病人的需求，但相比起二十世紀初已有了較大的發展，給社會和病人都帶來了一定的好處。

醫院的基本目的，是在當代醫學知識和技術的限定範圍內，向病人提供盡可能的治療服務。作為醫療保健服務的組織機構，醫院必須

建立一套規則、條例和管理程式來保證其職責的實施，而這些規則、條例和管理程式反過來又表明了其行為的正當性與權威性。

　　南京政府成立後，民國政府頒布了一系列管理醫師、醫院的規章制度：如，1929 年 1 月 15 日衛生部頒布了《醫師暫行條例》，規定了醫師的資格、義務及懲戒等內容，同時還頒布了《藥師暫行條例》，規定了藥師的資格、義務及懲戒等內容；1930 年 5 月 27 日正式頒布了《西醫條例》，規定了西醫的資格及義務等。1935 年 10 月 1 日衛生署又頒布了《牙醫師管理暫行規則》，內容為牙醫的資格條件、開業要求及醫療行為等。在醫院管理方面，1929 年 4 月 16 日頒布了《管理醫院規則》，規定了醫院開業的資格、應具備的必要條件、病人情況的登記、傳染病的接受與否及每年治療病人數量的呈報、外科手術時須取得病人及其親屬的同意簽字字據等。1930 年 3 月 6 日頒布了《中央醫院章程》，規定了醫院設置內科、外科、婦產科、小兒科、耳鼻咽喉科、眼科、皮膚花柳科、泌尿科、腦病科、檢驗科、門診部、保健部、藥局及事物部等內容；同年 3 月 17 日又制訂了《中央醫院委員會章程》，包括院務、基金及委員任期等內容。[1]

2、醫生診斷與治療的權威

　　近代醫院是一個是按照科學知識的模式建構的場所。隨著人體生理病理知識的積累與深化，以及細菌學的發展，醫生通過科學的診斷工具，運用一系列的醫學術語，對於疾病的診斷做出解釋，提供恰當的治療方案。麻醉、消毒防腐、輸血等技術的完善，迅速提高了外科手術的成功率。醫院診療水準與服務品質的改善，極大地樹立了醫院醫學的形象，醫院因此成為社會解決健康和疾病問題的主要機構。福科認為：

　　　　臨床醫學的真正重要性在於，它不僅是醫學認識的深刻改

---

[1]　同仁會編，《中華民國醫事綜覽》（1935），頁 4

造，而且改造了一種關於疾病的話語的存在可能性。

泰農所主張的是一種有區分的醫院空間。這種區分是根據
兩個原則：一個是「編排」（formation），即指定每個醫院照看
一種特殊病人或一類疾病；另一個是「分配」（distribution），即
在每一個醫院裡，按照這一原則決定「安排人們應當接收的不
同類型病人」的次序。……按照這種設想，醫院就可能對病人
加以分類，以至於每個病人都能找到適合自己狀況的位置，而
不會加劇其他鄰近病人的病情，也避免了在醫院裡或醫院外造
成傳染擴散。[2]

隨著醫學的發展，醫生所擁有的解釋疾病的知識權力也不斷擴大。
在醫事糾紛的處理過程中，必須按照這樣的話語體系去解釋。醫學學
術團體的主導作用是具有醫學知識的解釋權與認知權，以科學知識來
顯示它的正當性。如南京中央醫院沈克非醫師為患者做闌尾手術被控
案，在開庭時沈醫師口述麻藥使用的正確以及肺動脈栓塞症的不可預
防；中華醫學會業務保障委員會呈江甯地方法院文，從醫理上闡明家
屬控告醫師的理由不能成立。又如湘雅醫院梁鴻訓醫師因患兒服用所
開退熱藥而身死，家屬以過失殺人控告梁醫師，全國醫師聯合會從藥
理上詳細解釋了所用退熱藥的藥性、極量及該藥的中毒情形等，使梁
醫師免訴。這些案例的最後判決結果表明，醫學知識的權威性本身就
蘊涵了醫療行為的正當性。

3、醫患矛盾

在理論上，醫院管理的制度化以及醫生的知識與技術通常是有利
於更有效地醫治病人。然而，當病人入住醫院後，他們會感受到個人
價值被醫院和醫務人員所貶低，雖然醫務人員並非有意如此。病人住
院後，醫院根據治療的要求，病人被按病種分類到某一科（如消化科、

---

[2]　米歇爾‧福柯，《臨床醫學的誕生》（南京：譯林出版社，2001），頁8。

泌尿科、婦產科等）進行治療，其原有的社會身分被淡化，而疾病特徵得以顯現。病人住院後，個人活動範圍受到限制，個人的身體隱私暴露給陌生人，即便是出於治療的目的，依然使他們感受到非人性化的待遇。在醫院權威面前，病人只有接受一定程度的限制，才能擁有醫院提供的保護性和技術性的幫助。當然，或許病人為了身體的康復並不介意這種非人性化的干預，願意服從醫院的各種制度，但是，一旦他們的願望沒有實現，這種矛盾依然會凸現出來。

二、醫療技術進步與醫療風險增加

人總是希望能夠消除疾病，延年益壽。古代醫者的能力非常有限，絕大多數的疾病都無藥可治，人類的生命和健康完全是個人的責任。因此，患者只能乞求上帝、神靈的保佑，對醫者沒有醫療衛生的要求，自然也就承擔了醫療風險的後果。民國時期，隨著西醫的傳入，醫療技術的引進，尤其是外科手術的開展，醫療的風險因素大大增加了。

1、醫療風險的界定

風險是一種客觀存在的、損失發生具有不確定性的狀態，其特點是客觀性、損失性和不確定性。醫療風險是一種在醫療實踐中發生的風險，它既有風險的一般特徵，又具有特定的職業實踐活動的特徵。醫療風險是指存在於整個診療過程中的可能會導致損失和傷殘事件的不確定性和可能發生的一切不安全事件，如醫療事故、醫療差錯、醫療意外及併發症等。由於人體的複雜性（患者個體差異性）、人類認知水準、醫院醫療條件、醫務人員的診治水準和醫療技術本身等因素，使醫療服務具有很高的風險性。在醫療服務過程中風險是始終存在的，所有的醫療過程都是風險和利益並存的，它可以是輕微的藥物反應和副作用，也可能是併發症或醫院感染，嚴重的是功能的喪失或死亡。民國時期西醫新技術的引進，為民眾帶來益處的同時，也增加了醫療的風險性。

2、近代診斷治療技術的風險性

二十世紀診斷治療技術取得的進步，如 X 射線、實驗室檢查以及藥物的運用，在為病人解除痛苦之時，也帶來了醫療風險。

醫療風險從根本上說，來源於生命的複雜性與人類認識的局限性，生命變化發展的無限性與人類解決問題能力的有限性的矛盾。醫療行為本身就蘊含著對人體結構和機能的損害因素，來自醫務人員、病人、環境條件等方面的任何變化，都有可能加重這種損害的發生。醫療行為的結果，從該行為的開始就同時存在「獲益」和「致害」的雙向可能性，作為醫療一方，無論其有多麼高超的醫術，都無法絕對保證他的醫療行為只會向「獲益」的方向發展。因此，風險總是存在的。醫院和醫生醫療水準的有限性和差異性也是產生醫療風險的重要原因。

醫療風險是客觀存在的，但並非都會發生。這是因為醫療行為的過程——檢查、診斷、治療、痊癒等是一個過程的集合體，其中的致害因素是複雜的，既有病理因素，又有心理和環境因素；既有患者的個體差異，又有疾病的複雜症狀，既有藥物和手術的治療作用，又有藥物的副作用和手術的併發症；既有自然科學水準對醫學的制約，又有醫者的臨床經驗、醫院的設備條件和醫療管理體制等因素的限制。因此，醫療技術的發展會有利於疾病的治療、預後和新藥開發，卻解決不了人類健康和疾病的所有問題。

民國時期，民眾缺乏醫療衛生保健知識，談不上醫療風險意識，頭腦中沒有「治病冒風險」的概念。當時的醫生未有取得患者知情同意的意識，亦不會將可能存在的醫療風險向患者講清楚。這樣，當手術、藥物治療、器械檢查等醫療行為帶來風險時，患者不僅要忍受風險帶來的身心損害，而且還有可能為此承擔更多的醫療費用。

近代西醫首先是通過眼科、外科等手術學科傳入中國的。麻醉劑的發現、消毒防腐藥的發明，使手術範圍擴大，促進了外科學的發展。外科手術的引入，一方面有利於疾病的治療，另一方面增加了醫學職業的風險性，因手術的併發症、麻醉意外的發生等等而引發醫事糾紛。

民國時期醫生對於疾病的認識很有限，在普通醫院具體分科以前，所有的疾病在內科與外科診治，而且外科手術例數也有限，醫生對於治療中存在的風險因素認識不足，如藥物的副作用、手術的併發症等，當然談不上防範醫療風險。

後面將要述及的幾個案例中，外科的糾紛是由於行闌尾手術時患者死亡而引起的，如南京中央醫院醫師沈克非為患者行闌尾切除，患者家屬以過失殺人起訴沈克非；南京市立醫院醫師錢明熙為一患者行闌尾切除，經法醫鑑定為，患者因麻醉意外致休克死亡，這是不可避免的突發事件，是事前不可預防的。

醫療風險在很大程度上是由患者個體的不確定性所決定的。一方面，患者的體質存在差異，而且可能不斷發生變化。同一藥品的使用、同一診療技術的運用，在不同的人身上、同一人的不同時間就可能發生完全相反的效果。在臨床上，一般的治療可能適用於大多數病人，但個別病人所表現的體質與心理狀況是不一樣的，尤其是體質特殊的病人，對診治的反應很不一樣，這種反應有時很難察覺，需要特殊的觀察和處理，但在臨床上有時容易被忽視，容易造成醫療事故，從而加大了醫療風險。如下文中的上海林惠貞醫師、蕪湖鐘壽之醫師，用藥醫治患者而引發糾紛。

民國時期，隨著婦產醫院的建立以及醫療技術的引進，婦科疾病得以診治，婦女在醫院中生產的人數增多。當時有關婦產科的糾紛為數不少。如1934年上海聖賢堂婦孺醫院葛成慧醫師為一產婦接生，嬰兒平安，而該產婦因發熱，約兩周後死亡。其家屬以醫師玩忽業務而起訴。從今天的觀點看，患者可能死於產褥熱，而當時尚無抗生素。限於當時的診斷水準與治療條件，發生這樣的情況在所難免。

醫療活動是一種高風險的具有探索性和科學性的工作，人的疾病是多樣、複雜、發展的，使用非常成熟的醫療技術可能會出現意想不到的醫療意外，還有無法防範的藥物副作用、併發症……醫療風險的產生是複雜的。把人類健康的一切歸於醫學，期望醫生能治癒一切疾病，這超越了醫學之所能，是對醫學的片面認識。患者缺乏醫療風險

知識、風險意識薄弱，是造成醫事糾紛的因素之一。

總之,近代醫學的進步,使人們獲得了和疾病作鬥爭的有力武器,戰勝了許多兇險的疾病,人民的健康和壽命水準大大提高了,這是肯定無疑的;但我們不能不承認,以醫患關係為基礎的醫療實踐和醫學科學水準對醫患關係的影響是不容置疑的,就醫患關係而言,醫者與患者的情感交流,是不如以前了,甚至可以說存在某種程度的倒退。在近代醫學發展中出現的一系列醫患關係不正常狀況,如醫生對患者態度的冷漠,醫生對患者同情感、憐憫感的淡薄與醫學的技術化取向,不能說是沒有關係的。醫患關係的這種變化所導致的醫患糾紛是難以避免的。當醫患關係發生衝突即醫患糾紛(民國時期稱為「醫事糾紛」),有的甚至訴諸法律,時稱醫事訴訟案,這一現象影響醫患雙方的身心健康,亦阻礙醫學科學的發展。[3]

第二節　民國時期醫事糾紛概況

一、民國時期的醫事訴訟案

民國時期發生的醫事訴訟案,在當時的報刊中有不少記載,如《大公報》、《申報》、《華北醫報》、《中華醫學雜誌》、《醫事公論》、《北平醫刊》、《醫藥評論》、《醫界春秋》、《醫事彙刊》、《光華醫藥雜誌》、《上海醫事週刊》、《醫潮》等,本論文所收集到的關於醫事糾紛案最早的報導見於《華北醫報》「北平震旦醫院因驗血被告案始末記」(1967年九月一日);及湘雅醫院梁鴻訓醫師被控案(始於 1967 年,止於民國二十四年)[4]。

民國十九年發生的醫事糾紛案為：江西普仁醫院鄧青山醫師、江蘇省立醫院汪元臣院長被控案；

---

[3]　杜治政,《醫學倫理學探新》(鄭州：河南醫科大學出版社,2000),頁 10。
[4]　〈梁鴻訓醫師被病人家屬劉勵清誤控案始末〉,《中華醫學雜誌》(1936),22(2)。

民國二十年江蘇省立醫院一例醫師被控案[5]；

民國二十一年發生美僑瑞德（H. A. Raider）控告北平協和醫院婦科及腫瘤科醫師玩忽業務一案；

民國二十二年有連江福音醫院一例醫師被控案[6]；

在民國二十三年，相繼發生了南京中央醫院沈克非醫師，常熟顧志和醫師，蕪湖鐘壽芝醫師，南通樂仁醫院尹樂仁醫師，上海吳旭丹醫師，上海吳聖章醫師，上海婦孺醫院張湘紋院長、葛成慧醫師、顧琴玉看護長，葛成慧醫師及朱昌亞醫師，上海勞合路利濟藥房林惠貞醫師，上海陳謨近醫師，上海普安醫院陳澄醫師，上海勞工醫院內科張秀鈺醫師，上海中德產科醫院俞松筠醫師，江西劉懋淳醫師與江明醫師，廣西梧州冼家齊醫師，杭州石氏眼科醫院裘伯動醫師，蕪湖魏文霸醫師，廣州梁笑雲醫師、梁心慈助產士，廣州何永輝、謝淑卿兩醫師，安徽合肥基督醫院鄭信堅醫師，江蘇俄籍醫師亞興斯克等被控案，這一年被稱為「醫事糾紛年」[7]。

民國二十四年有北平協和醫院一例胡惠德醫師被控案[8]；

民國二十五年發生的醫事糾紛案為：上海伯特利醫院梅國楨醫師、蘇州福音醫院梅生蘇醫師（M. P .Yong）醫師被控案，南昌醫院史久康、魏玉美醫師被控案，漢口協和醫院歐陽淑清醫師、安徽壽縣壽民醫院徐執紳醫師、陝西西安廣仁醫院院長 H. G .Stockley、張秉慧兩醫師，王道仁醫師被控案；

民國二十七年發生的醫事糾紛案有：湖南衡陽長老會醫院許醫師、陝西西安廣仁醫院唐文賀醫師被控案；

民國二十八年有上海人力車夫互助會盛今彥醫師被控案；

民國二十九年發生的醫事糾紛案有：浙江海門博濟醫院院長陳惠民醫師，蘇州張卜熊醫師被控案；

5　陶熾孫，〈中國新醫受難史序論〉，《中華醫學雜誌》（1936），22（11）。
6　同上。
7　江晦鳴，〈一年來之中國醫藥衛生〉，《醫藥評論》（1935），7（2）。
8　陶熾孫，〈中國新醫受難史序論〉。

民國三十年有昆明李寶實醫師關於醫德被控案[9]；

民國三十五年的醫事糾紛案有：南昌市醫師公會高茂山醫師、無錫大華醫院院長吳文華醫師被控案；

據上海醫師公會醫務保障委員會統計：

民國三十六年發生的醫事糾紛案有：中山醫院醫師李家忠、李兆亭醫師、南洋醫院郭志德醫師、會員唐少雲醫師、會員仁愛醫院陸坤豪醫師、會員吳一鶚醫師、會員胡順慶醫師、會員饒有劼醫師、會員黃克芳醫師、上海市衛生局中國紅十字會合辦貧民醫院鐘菁蓀醫師、南京市立醫院錢明熙醫師、南京中央醫院許殿乙醫師；重慶王幾道醫師、羅光采醫師被控案；

民國三十七年發生的醫事糾紛案有：蓬萊醫院蔡士成醫師、仁濟醫院周鏡清醫師、會員陳榮章醫師、宏仁醫院王以敬醫師、王耆齡醫師、會員黃英邦醫師、同仁醫院實習醫師徐昌權、杭州醫師莊桂生、會員柏爾醫師、會員張賢強醫師及孟得爾、羅森寶二醫師；

民國三十八年發生的醫事糾紛案有：嘉善縣醫師公會王藍田醫師、惠生醫院周霞珠醫師，會員李炳醫師、會員潘雍鍔醫師，會員譚仲濤醫師被控案[10]。

1934年醫事糾紛發生較多，其中上海葛成慧醫師被控二次。

以民國二十三年為例，從醫事糾紛發生的臨床科別看，外科二例（因闌尾炎手術、骨科），婦產科八例（產後患痢疾死亡、不明原因發熱等死亡），內科五例（用藥問題），兒科二例（用藥問題），傳染科二例（血清注射等問題），眼科一例（術後染丹毒），皮膚科一例。醫事糾紛發生地為：上海八例，江蘇五例，安徽三例，廣東二例，廣西一例，江西一例，浙江一例，多為經濟較發達，醫療技術與醫院相對集中之地。這一時期糾紛的特點為：因病人術後身亡、服藥後身亡等，家屬以醫生業務過失殺人、過失傷害（致殘）、被忽略治療、輸血等原

---

9   民國 25 到 30 年醫事訴訟案的情況均見中華醫學雜誌，1937，23（5）；1939，25（8）；1940，
      26（6）、（7）、（9）；1941，27（4）、（7）
10   〈醫事通訊〉，1947，1（1-5）；1948，1（6-7，9-10）；1949，2（2-3）

因而起訴。這些醫事糾紛案的判決結果多數為醫生無罪，醫師勝訴十一例；有初判失當，重審有罪一例；初審無罪，又被判罰金，高分院判決無罪一例；和解一例；未結案七例。

國民二十四年—民國三十八年所發生的醫事糾紛的處理結果為：醫師被法院判刑一年又六月為一例，判刑 6 月為三例（其中賠償原告國幣五百八十元一例[11]），經屍體解剖後不起訴為四例，被起訴後法院宣判無罪為六例；被警察局扣押後暫行釋放，移送地檢處五例；經解釋，與病家和解二例；經專家研討函複地檢處，以不起訴處理一例，專家研究答覆以供法院參考七例。

二、未導致醫事糾紛的醫療事故──梁啟超腎病案

醫療事故是導致醫事糾紛的最主要原因。一般而言，醫療事故的受害者理應要求醫院或醫生賠償，甚至追究法律責任。然而，也有例外。在中國近代醫學史上發生了一次頗有影響的醫療事故──梁啟超被誤割右腎，留有壞腎而不治去世。但由於多種原因，梁啟超沒有追究協和醫院的責任，這一事件是值得後人思考的。

引起醫療事故常見的原因有：診斷錯誤；治療不當，包括手術事故、輸血事故、輸液事故、藥物事故等；護理及輔助診斷不當等[12]。對於梁啟超腎病案，目前有兩種觀點，一種觀點認為是診斷錯誤所導致的誤治，另一種觀點認為是手術事故。

1、梁啟超腎病案的經過

1925 年底梁啟超經清華校醫驗尿，發現尿中含有百分之七時血質，曾找過日本與德國的醫生看病，吃了一個多月的藥，打了許多針，一點不見效。爾後在德國醫院住院半個月，用折光鏡檢查三次，因為器械不甚精良，檢查不出來，便出院了。當時梁啟超對於北京協和醫院

---

[11] 〈醫師王道仁，過失殺人判刑〉，《申報》，1936.9.24
[12] 李實珍主編，《簡明法醫學》（北京：北京大學出版社，1986），頁 35-37。

的醫療水準深信不疑，於1926年初住進協和醫院，也檢查了三次。第一次用折光鏡試驗輸尿管、膀胱及腎臟，發現右腎有問題；第二次注射藥水後，也發現右腎的分泌功能有問題；第三次經X射線照射後發現右腎有個黑點。醫生診斷為右腎生瘤，於1926年3月16日由劉瑞恒（梁啟超親自選定）主刀。為梁啟超做了切除右腎的手術，但右腎取出後，發現並無腫瘤，病因不在腎上；醫院又在口腔和飲食上找病因，拔去梁啟超七顆牙齒，並餓了他好幾天。結果仍止不住尿血[13]。

　　對於這一手術，北京的輿論界憤怒了。文學評論家陳源（西瀅）在《現代評論》上發表「盡信醫不如無醫」的文章，猛烈抨擊協和醫院的無能。徐志摩也以《我們病了怎麼辦》為題，全面揭露了協和對待病人的種種不良醫德，包括種族界限、勢力分別、科學精神與大意疏忽。梁啟超的弟弟梁仲策在《病院筆記》裡把矛頭對準了手術醫生劉瑞恒。面對當時社會上及家人的責言，梁啟超本人在這個問題上卻十分通情達理，並不苛責。他寫信向孩子們勸解說：「這回手術的確可以不必用，好在用了之後身子並沒有絲毫吃虧，只算費幾百塊錢，捱十來天痛苦，換得個安心也還值得。」[14]對於這樣的醫療事故，本應追究醫院的責任，但出於多種因素的考慮，梁啟超坦然忍受了事故所造成的後果，勸慰家人，化解了此次醫療事故。

2、導致失誤的可能原因

　　誤診　以現代的觀點看，梁啟超被誤割腎，可能有多種原因，其中X射線診斷技術與此次醫療事故有相當的關係。任何技術都有局限性，X射線也不例外。自倫琴發現X射線後，X射線就成為診斷疾病的新技術。它在為人類造福的同時，亦存在著負面的影響，醫生、病人、機器本身以及攝片過程等因素都可造成X射線檢查誤診：1）醫生的暗適應：眼睛的暗適應不充分時，對於明暗對比度小的病理變化不

---

[13] 梁啟超，〈我的病與協和醫院〉，《晨報副刊》，1926.6.2（1）；范明強，《爛漫天才‧梁啟超別傳》（北京：華夏出版社，1999），頁298-302

[14] 西瀅，〈盡信醫不如無醫〉，〈現代評論〉（1926），3（57）。

易分辨，容易將病變忽略或遺漏。2）透視條件：透視時要根據透視部位調整相應的電壓和電流，電流過大或過小，都會影響顯影的效果。透視的距離也是影響影響因素之一。3）病人的原因：由於病人的年齡和 X 射線檢查時的姿勢不當，可能把某些正常的生理解剖變化誤診為疾病表現[15]。

　　X 射線攝片檢查中的誤診因素：1）偽影：由於攝影沖洗等過程中的缺陷或膠片的品質差而使照片出現不應有的陰影。2）電流及暴光時間、對比度等操作原因；3）疾病本身的原因：同征異病，病程及分期：此外，非典型性病變、正常組織與病變組織的影像密度相似以及病變組織的影像密度的相似都可造成誤診。以上這些均可造成 X 射線檢查的誤診。

　　誤診除與 X 射線的診斷有關外，醫生的思維局限亦是原因之一。梁啟超最先就診的日本與德國醫生認為他尿血的原因有三：尿石、結核與腫物。因為不痛，排除尿石；因為不發熱，排除結核；只有腫物，借助折光鏡檢查才能斷定。當時的鑒別診斷技術亦不先進，故引起誤診不足為怪。「伍連德醫師已證明手術是協和孟浪錯誤了，割掉的右腎沒有絲毫病態，他很責備協和粗忽，以人命為兒戲，協和已自承認了。這病根本是內科，不是外科。在手術前克禮、力舒東，山本乃至協和都從外科方面研究，實是誤入歧途。但據伍連德的診斷，也不是所謂『無理由出血』，乃是一種輕微腎炎。西藥並不是不能醫，但很難求速效。……」[16]

　　手術事故對於梁啟超腎病案，還有一種觀點認為完全是手術事故。

> 「四十年後，1971 年，他（梁啟超長子梁思成）從他自己的醫生那裡得知了他父親早逝的真相。鑒於梁啟超的知名度，協和醫院著名的外科教授劉博士被指定來做這腎切除手術。當時的

---

[15] 劉振華，陳曉虹主編，《誤診學》(濟南：山東科學技術出版社，1993)，頁 59-60。

[16] 吳荔明，《梁啟超和他的兒女們》(上海：上海人民出版社，1999)，頁 9-11。

情況不久以後由參加手術的兩位實習醫生祕密講述出來。據他
們說，『在病人被推進手術室以後，值班護士就用碘在肚皮上標
錯了地方。劉博士就進行了手術（切除那健康的腎），而沒有仔
細核對一下掛在手術臺旁的 X 光片，這一悲慘的錯誤在手術之
後立即就發現了，但是由於協和的名聲攸關，被當成最高機密
保守起來。』……上海的張雷，梁啟超的一個好朋友說：『直到
現在，這件事在中國還沒有廣為人知。但我並不懷疑其真實性，
因為我從和劉博士比較熟悉的其他人那裡知道，他在那次手術
之後就不再是那位充滿自信的外科醫生了。』1928 年 11 月，即
給梁啟超做手術後九個月和他死之前六個星期，劉博士辭去了
在協和醫學院的外科醫生職務，到國民黨政府衛生部去當政務
次長了。……」[17]

開錯手術部位，引起迅速死亡的並不多見，但是錯摘臟器，卻可
以造成死亡的直接後果。梁啟超於 1929 年病逝，與此次錯摘臟器有直
接的關係。

3、梁啟超腎病案未引起糾紛的原因

梁啟超是近代科學的宣導者，他把西醫看作是科學的代表，認為
維護西醫的形象就是維護科學。由美國人創辦的協和醫院在當時因其
設備完善、制度嚴格、人才濟濟而具備極大的影響力，梁啟超本人也
把它看作科學的象徵。作為近代中國的名人，如果他與協和醫院打官
司，對於近代醫學在中國的發展會產生負面的影響。為使當時的西醫
能夠發展，梁啟超沒有追究協和的責任，而且替協和辯護。

梁啟超相信協和醫院的醫療水準，

---

[17] 【美】費慰梅，《梁思成與林徽因——一對探索中國建築史的伴侶》，曲瑩璞、關超等譯（北
京：中國文聯出版公司，1997），頁 47-48。

> 任公（梁啟超字）向來篤信科學，其治學之道，亦無不以科學
> 方法從事研究，故對西洋科學向極篤信，毅然一任協和處置。
> 其友人中有勸其赴歐美就名醫診治者，有勸其不必割治，辭卻一
> 切事物專心調養者，有權其別延中醫，謂有某人也同患此病，曾
> 服某中醫之藥而見痊者，眾論分歧，莫衷一是。而任公微笑曰：
> 「協和為東方設備最完善之醫院，余即信任之，不必多疑。」[18]

　　對於當時報刊對協和的攻擊，梁啟超惟恐因此損害協和的名聲，
影響其他人對醫學和其他科學產生不良的反應，他在 1926 年 6 月 2 日
《晨報副刊》上發表「我的病與協和醫院」一文，詳述了自己此次手
術的整個經過，替協和辯解，肯定協和的醫療是有效的：

> 出院之後，直到今日，我還是繼續吃協和的藥，病雖然沒有清
> 楚，但是比未受手術之前的確好了許多。從前每次小便都有血，
> 現在不過隔幾天偶爾一見。從前紅得可怕，現在雖偶發的時候，
> 顏色也很淡。我自己細細的試驗，大概走路稍多，或睡眠不足
> 便一定帶血，只要靜養，便與常人無異。想我若是真能拋棄百
> 事，絕對休息，三兩個月後，應該完全復原。至於其他的病態，
> 一點都沒有。雖然經過很重大的手術，因為醫生的技術精良，
> 我的體質本來強壯，割治後十天，精神已經如常，現在越發健
> 實了。敬告相愛的親友們，千萬不要為我憂念。[19]

　　至於該不該割去右腎的問題，梁啟超提出責任不在協和。他說：

> 右腎是否一定該割，這是醫學上的問題，我們門外漢無從判斷。
> 但是那三次診斷的時候，我不過受局部迷藥，神志依然清楚，

---

[18] 吳荔明，《梁啟超和他的兒女們》。
[19] 梁啟超，〈我的病與協和醫院〉。

所以診查的結果，我是逐層逐層看得很明白的。據那時的看法罪在右腎，斷無可疑。後來回想，或者他『罪不該死』，或者『罰不當其罪』也未可知，當時是否可以『刀下留人』，除了專門家，很難知道。但是，右腎有毛病，大概無可疑，說是醫生孟浪，我覺得冤枉。[20]

梁啟超對於協和的努力表示了肯定和感謝：

協和這回對於我的病，實在很用心。各位醫生經過多次討論，異常鄭重。住院期間，對於我十二分懇切。我真是出於至誠的感謝他們。協和組織完善，研究精神及方法，都是最進步的，他對於我們中國醫學的前途，負有極大的責任和希望。我住院一個多月，令我十分感動。我希望我們言論界對於協和常常取獎進的態度，不可取摧殘的態度[21]。

手術後，梁啟超看病還是去協和，1928 年 11 月 27 日，積勞成疾的梁啟超被送到協和搶救，1929 年 1 月 19 日午後 2 時 15 分，梁啟超去世。他留給家人的囑咐是：「以其屍身剖驗，務求病原之所在，以供醫學界之參考。」可見，梁啟超極力維護西醫的社會影響。

第三節　醫事糾紛的案例分析

一、醫事糾紛的典型案例

案例一：湘雅醫院梁鴻訓案[22]

患者劉宣德因發熱就診於湘雅醫院，服用梁鴻訓醫師所開處方三

---

[20] 同上。

[21] 同上。

[22] 〈梁鴻訓醫師被病人家屬劉勵清誤控案始末〉，《中華醫學雜誌》（1936），22（2）。

次後，就診之日晚死亡。其家屬以過失殺人控訴醫師梁鴻訓。

該案的基本案情為：

> 劉勵清之子劉宣德，年一歲零四月，於 1967 年七月五日因患急症，抱往湘雅醫院，經該院醫生梁鴻訓診治，認為熱度太高，用安替匹林三格蘭姆（三克）、檸檬糖漿二十瓦（毫升）和水，共為一百二十瓦，盛於劃分十二格之藥瓶，簽載每服一格，每日三次。劉宣德服藥三次，即於當晚斃命。劉勵清初未知其所用何藥，及向該院取視診斷書，始知為安替匹林三格蘭姆。認藥量與病不合，不無錯誤，遂以梁鴻訓過失殺人訴請湖南長沙地方法院檢查官偵查。經函請全國醫師聯合會鑑定，偵查終結，以被告觸犯刑法第二百九十一條第二之罪提起公訴。

全國醫師聯合會從以下五個方面，對該案提出鑑定意見：

① 安替匹林系劇藥，抑系普通藥？以為劇藥者，因過量，或有時僅治療量，亦有引起極危險虛脫之可能。其所以為普通藥者，因此藥乃解熱止痛之通常藥品。惟醫師用藥，於除病範圍內，不受任何限制。苟為治療所必需，雖極毒之物，亦有應用之需也。

② 安替匹林服用極量若干？據 Solmann 氏之說，其用為解熱劑之極量，為一格蘭姆，即十五厘半；在初施治療時，每隔一小時一次，俟體溫降至所希望之度數為止。若在小兒，姑依 Clarke 氏法，將 150 除兒長大之月數，再以成人之劑量乘之，則生後一年零四個月之小孩應為一厘六。茲據答辯書，三格蘭拇安替匹林分作二十四劑量，每劑為一厘零九，並非過量。

③ 安替匹林中毒情形如何？據 Underhill 氏，中毒時脈頻數而微弱，全身虛脫，唇爪悉變青紫色，冷汗淋漓，體溫低落，加以神經病狀譫語，昏睡，有時兼現蛋白尿。據 U. S. D.，普通

中毒現象乃眩暈，陣顫，大汗，虛脫，皮膚斑疹，大量中毒，則至昏睡，瞳孔放大，及現癲狀，痙攣。如上所錄，並無隻字道及肝腫而硬，及血管破裂等現象。根據 Underhill 氏，安替匹林中毒者，死屍解剖亦未見有何特狀云。

④醫院所用十二格瓶子之藥水，病人應服一格或半格？此全視藥水之淡濃而定。較濃之藥水，半格已足；較淡之藥水，蓋一格或二格，亦無不可。

⑤服用一種藥水，是否可以繼續服到八天？服藥之久暫，視病情與藥性而定。苟醫生認為有久服同一藥水之必要時，雖八天亦無妨。

長沙地方法院於 1968 年二十日作出刑事判決：梁鴻訓因業務上之過失，致人於死，處罰金五百元。如罰金未能完納，以二元折算一日，易科監禁。裁判確定前羈押日數，以一日抵罰金二元。

該案宣判後，長沙市醫師李啟盤、蔣鯤、龐毅、肖元定等人認審判有誤，故致函湖南高等法院：

查劉勵清為伊子宣德病故，控醫師梁鴻訓一案，地方法院判梁醫師以過失殺人罪。同人等認為此項判斷，既欲憑全國醫師之鑑定書，而又斷章取義，實為完全錯誤。同人等非因同業而左袒之，實以無辜受罰，乃公理所不許，茲將管見所及，為貴院陳之。查中華藥典內列劇藥凡一百八十八種，皆為醫家常用之藥品。……醫師用藥，於治病範圍內，不受任何限制，苟為治療所必要，雖極毒之物，亦有應用之需也。劉宣德患高熱至四十度三分，梁醫師令服通常退熱之安替匹林，實藥病相符。一歲至二歲小孩，可服成人量之八分之一（見余雲岫之藥理學十四頁）。醫治險症，非用重劑，難期奏效。安替匹林之一次極量可為二克（一見林鴻所著之藥物學二零二頁；二見呂源泉等所著之調劑術大全第四篇第五葉；三見余雲岫所著之藥物學上

冊二〇四頁；四見德國藥典），則半歲小孩，可服 0.25 克，如梁醫師所開之三克分作十二次服（如劉勵清所述系四日份劑），毫未過量；若分二十四次服（如梁醫師所雲系八日份劑），則僅及其量之半，決無中毒致命之虞。

又查毒劑，劇藥之致死量必大於常用量若干倍，安替匹林之致死量，究系若干，現在書中尚無稽考。惟其中毒量，為五十克以上。由此可知半歲小孩，須一次服六克以上之安替匹林，方有中毒之可能。縱令梁醫師所開之三克作一次服完，尚未有致命之程度也。

凡中藥中毒者，各顯特殊之症狀。……今劉兒於臨死時，肝腫而硬，血管破裂，體溫尚有三十九度九分，無一症狀與安替匹林相同，是劉兒之死，非於安替匹林，甚屬明顯。

劉兒患高熱險症，梁醫師恐其非一劑所可奏，故給數日之分劑，俟熱退而止。劉兒服一二次，見病未減，當晚即改赴他院求治，是未因此而有延誤。

劉兒患高熱險症，上午經梁醫師驗其體溫為四十度三分，身現紫斑，用藥退熱。下午經田醫師驗其熱為三十九度九分，仍有紫斑，肝腫而硬，施以注射。兩醫生雖有救人之心，終無回天之術，劉宣德實死於病也。

依上所述，劉宣德確死於病，而梁鴻訓用藥治疾，毫無過失可言。學理事實，均甚昭著。法院定案，當憑物證。法官不明醫藥，自應根據全國醫師公會之鑑定書以為衡。乃抹煞全文，引其中一二語，曲為臆斷。其處分不合，盡人皆知。今梁醫師依法上訴，想貴院必有公平之判斷，以慰眾望。夫病人垂死，必求醫治，醫者勢必處方。見效，固其所願；不效，亦非其罪。否則醫師失去法律之保障，而啟藉詞誣告之風；對於危難重症，誰敢盡力施救。影響民眾康健，實非淺鮮。同人等心所謂危，難含默；披瀝陳詞，伏維監察是幸。

　　湖南高等法院刑事庭於民國二十三年十二月二十九日判決：第一審認定被上訴人梁鴻訓對於上訴人之子劉宣德所處方劑，不能謂有業務上之過失，因而駁回上訴人求償損害之訴，原判決撤銷，諭制知梁鴻訓免訴。

　　劉勵清於民國二十三年十二月二十九日對於湖南高等法院第二審判決提起上訴。最高法院民事第二庭於民國二十四年七月十六日判決：依民事訴訟法第四百四十八條、第四百十五條、第八十一條，上訴駁回，梁鴻訓醫師無罪。

案例二：南京中央醫院沈克非醫師被控案[23]

　　患者陳允之因患闌尾炎，經南京中央醫院外科主任沈克非手術後，於手術日當晚死亡，患者家屬以醫師過失致死向法院提起訴訟。

　　該案的基本案情如下：

> 陳左貞一之次女陳允之因患急性盲腸炎，於民國二十三年五月二十一日下午二時即至中央醫院診治，由內科診斷，轉送外科，經沈克非醫師於七時零幾分，施用手術。破左下腹，割去盲腸，至八時送入病房。十時死亡。其母陳左貞一狀控該院沈克非醫師過失致死於江蘇江寧地方法院（民國二十三年七月七日），經檢察官吳紹昌提起公訴。起訴理由如下：一是惟破膜之前先打麻醉藥針，使陳允之自隔臍以下均麻木以便破割，乃至割時，又施用悶藥，致有兩重麻醉。二是破割後，縫接該腸時，又未將血塊或脂肪檢淨，以致血塊由割口入血液，將血管栓塞，致患者身死。

　　在法庭調查中，沈克非醫師口述如下：

---

23 〈沈克非醫師被控案〉，《中華醫學雜誌》（1934），20（9）。

①麻藥與悶藥並用，為現代外科醫學家恒有之事。國內各大醫院，固不論矣，近如本市鼓樓醫院等，其於外科病人施行手術，而用兩重麻醉藥，事例之多，不勝枚舉。即中央醫院在過去數年中，類此者亦有百人以上。……今陳允之所用之以脫四十 C.C.，按之當時事實，未給悶藥前，脈搏增至每分鐘一百二十六次，呼吸三十次，而用悶藥之後，脈搏呼吸殆已恢復常態，由此足證明用以脫轉好。

②至肺動脈栓塞身死症。中央醫院開辦迄今，大小手術共 6600 次，本症死亡者僅此一人。此病事前事後不能預防，乃為現今醫界公認之事。今起訴竟謂縫接所割盲腸時未將血塊或脂肪檢淨，致血塊由割口入血液，將血管栓塞身死云云，此點不但與事實不符，尤大背於醫理。

中華醫學會業務保障委員會呈江甯地方法院文：認為家屬控告醫師的兩點理由不能成立：

①麻醉蒙藥同時並用，為外科習見之事，今按該院臨床記錄所用以脫，其量極微，且該病人於未給蒙藥時，脈搏一百二十六次，呼吸三十次，而用蒙藥之後，脈搏呼吸轉歸正常，由此觀之，所謂損害心臟者，毫無根據之辭耳。②因割治盲腸炎而致動脈栓塞而死，書籍所載，尚無其例，且謂脂肪亦能栓塞動脈，亦屬創聞，此更不足辯之事實也。總之，該自述人陳左貞一以一毫無醫學常識之人，而妄談醫理，所列理由，均為羅織，所謂欲加之罪，何患無辭是也。……付乞駁回原訴，以維正義而敝效尤，是為德便。

法院判決：江蘇江寧地方法院於民國二十三年十月廿七日判決沈克非醫師無罪[24]。

---

24 〈沈克非醫師被控案續訊〉，《中華醫學雜誌》（1934），20（11）。

案例三：上海婦孺醫院張湘紋醫師被控案[25]

患者李王氏於上海尚賢堂婦孺醫院順產男嬰，產後第三日開始發熱，十餘日後身死。家屬以玩忽業務控告該院院長、經治醫生與看護長。

該案的基本案情為：

> 李石林之妻李王氏因懷孕足月於民國二十三年六月二十九日清晨送住上海尚賢堂婦孺醫院留產，即於同日上午十時余，由葛成慧醫生接生，平安產下一男，產後無恙，迨至七月一日下午，李王氏微有寒熱，體溫至 100 度（華氏），二日至四日逐漸增高，李石林謂該院不能為相當之治療，於四日下午接回家中，另請陳景煦、刁信德兩醫生醫治，延至七月十二日上午二時身死。

李石林因妻產後病死，於民國二十三年七月控訴婦孺醫院院長張湘紋、醫師葛成慧、看護長顧琴玉，玩忽業務，致人於死。張醫師等認為被誣控，亦提起反訴。

經上海江蘇第二特區地方法院一再傳訊，於民國二十三年十一月八日判決被告及自訴人均無罪。自訴人表示不服，向上海江蘇高等法院第三分院提起上訴。

上海江蘇高等法院第三分院於民國二十三年十二月十五日函請中華醫學會解釋產褥熱發生原因及相關問題[26]。

中華醫學會祕書長朱恒璧於民國二十三年十二月十九日複上海江蘇高等法院第三分院函，從四方面解釋了產褥熱的發病問題：

> （一）產褥熱症發生於何種原因，是否多為接生時手術不良或不潔所致？按此症發生原因：一為鏈球菌及葡萄球菌，由手術

---

[25] 〈上海婦孺醫院張湘紋醫師等被控反訴案告一段落〉，《中華醫學雜誌》（1934），20（12）。
[26] 〈法院與本會關於張湘紋醫師等被上訴案往來之函件二則〉，《中華醫學雜誌》（1935），21（1）。

不潔而來，如消毒不周，施行陰道或子宮檢查，使用產鉗，縫合會陰。而如為平產，無須施行手術之時，則此症發生，另當別論。二為淋球菌，緣產婦患有淋病，白帶甚多，產後淋菌由子宮侵入血內，而致全身感染。三為大腸桿菌，產婦於懷孕期中曾患腎盂炎或闌尾炎，產後侵入血內而成此症。（二）此種病症於發生何種現象之時，即達危險程度？按所謂危險程度者，即病菌入血，而成血毒症之謂。其症狀有：臨床方面，產後三日發生戰慄，繼以高熱，服藥不退；血液方面，白血球增多，血液培養陽性。（三）在某種狀態下不加適當之治療，方能危及生命？如反復戰慄，高熱不退，惡露腥臭，腹痛異常，均應速施治療。（四）產褥熱症系屬產科範圍，抑屬內科範圍？如屬產科範圍，內科醫生在普通情形是否對此症亦應研究？產褥熱症雖屬產科範圍，但內科醫生亦須具有此症之常識。至若診斷之確實與否，須視其曾否履行必要之檢查手續而定。

上海江蘇高等法院第三分院於民國二十四年二月十四日開庭審訊，由馬相伯出面調解，雙方和解，李石林無條件向法院申請撤銷上訴[27]。

以今天的觀點，該患者或許因為產褥熱死亡，但當時尚無抗生素治療（1943 年開始第一次成功應用青黴素治療）。

二、醫事糾紛的原因分析

現今認為醫療糾紛的產生既有醫源性因素，又有非醫源性因素[28]。醫源性因素一方面是指醫務人員在醫療工作中由於技術過失，造成對患者的嚴重不良後果。這包括醫務人員在診療、護理中因個人技術能力有限、醫療發展水準、醫療單位的技術設備條件受到限制而造成醫療事故行為而發生的糾紛。另一方面，還包括由於醫療過失、醫療保

---

[27] 〈張湘紋醫師等被上訴案和解〉，《中華醫學雜誌》（1935），21（3）。

[28] 張斌，〈醫療糾紛產生的原因與防範〉，《醫學與哲學》（1999），20（5）。

護措施不力、職業道德水準低下等導致的醫源性糾紛。

非醫源性因素主要表現為患者缺乏醫學知識或對醫療制度不理解、病人或家屬有不良動機等等。民國時期的醫事糾紛同樣由以上因素造成。現分述如下。

1、醫師的責任

民國時期民眾對西醫不甚瞭解，與醫生的態度、行為有關，由以下文字可見。

> 要推行西醫，非努力促進社會信仰西醫不可。一是醫者對於病家，仍宜有和藹的態度，向他們懇切地說明，使之心悅誠服；二是西醫對於病家，要特別忠實，忠實地把診療經過公開，努力節減病家的經濟，而予以憐憫的同情。三是西醫應該宣傳。宣傳保健防病的常識，西醫所發明的介紹，使社會對於科學醫有相當的注意，日久月累，對於西醫當然有信仰了。[29]

《西醫淺說》記載，社會對西醫缺少信仰的原因，實由於社會對西醫缺少認識。有資格的西醫，他自己學問很好，經驗也很充足；但是他治病的行為太西洋化，處方全用西文，病家不知所用何藥，醫家亦從不為之詳細說明，使病人認為玄祕，這種情形很可能阻礙科學醫的推行。無資格的西醫，略懂一些醫藥的皮毛，指鹿為馬，信口雌黃，以流品的複雜，愈使社會對於西醫的認識加上一層翳障。

醫院與醫生的法律意識滯後，醫務人員未能規範行醫、依法行醫。前已述及新刑法中關於「保守業務祕密」、墮胎罪等。如果醫生不甚瞭解，很容易發生醫患之間的衝突。

以今天的觀點看，由於醫生的責任導致的糾紛是屬於醫源性糾紛。

---

[29] 程瀚章，《西醫淺說》(上海：商務印書館，1933)，頁33。

2、西醫同道間的相互關係

民國時期醫學界受舶來文化的影響，英國、美國、日本、德國、法國、比利時在中國都辦有醫學院，醫界內部形成不同的宗派，他們之間存在同行相輕的現象，甚至還有少數破壞醫界感情的分子，他們以輕視他人的不良態度，行加害他人的惡劣行為，這些行為損人而未必利己，也造成醫患關係的不和諧。

> 近十年來，我們新醫界尤其是執行醫務工作的一部分少數醫師，對待同道，常存著一種輕視別人的心理，……評判這個，議論那個，某某人的醫術不靈，學問不行，某某人的行為不規，診病馬虎。他們的心理以為這是一種招來病人，宣傳自己本領高明的好法子。和病人談起話來，不是說，某某醫師是個學驗淺薄的新牌醫師，便是說，某某醫師是位識驗陳舊不堪的落伍傢伙。……要是他遇到醫界當中有什麼醫師與病家在醫務上的糾紛事件，他會很樂意的在病家前面，說些不三不四的話語，促進醫師與病人倆間的糾紛事態的擴大，加深糾紛事件的程度，甚或不顧良心，違反醫德，來做病家的策士，做病家的後臺軍師。對於這醫師與病家所引起糾紛或疑慮的醫務事件的本身，他並不去研究一下其中的真相，誰是誰非的實在情形。即使醫師全無過失，全無責任的事情，只不過病人不懷好心腸，藉著題目來敲詐，他也會在背後閉著眼睛來附和病家。[30]

西醫同道之間的關係不良，激化了醫患矛盾，因此當時由學者提出「西醫同道之間，應各以道德為前提，宜互助而不宜傾軋；對於自己和他人都有利益。」在醫事糾紛中，醫界同事間的關係是一個不可忽視的影響因素。醫師的職業道德水準低下引起的糾紛也是醫源性糾紛。

---

[30] 范守淵，〈這也算是一場訴訟〉，《醫事彙刊》（1937），9（1-2）。

3、病家的原因

前已述及，病家缺乏醫學知識，病人或家屬由不良動機等造成的醫患糾紛則為非醫源性糾紛。具體分述如下：

一是醫事糾紛中，醫生沒有錯誤，並無過失，但病家方面因病人的不治，而誤會了由於醫療的錯誤，以為是醫生的過失，這是屬於病家誤會的一類。本論文所收集到的案例中，這類情況為大多數，如梁鴻訓醫師被控案屬於這種類型。

> 一般的民眾因為缺乏科學常識，對於醫療的本身觀念，卻沒有一個正確的認識，對於醫生與病家雙方的人事關係，亦未走上一個正規的道路。所以一旦害病，延醫診治，便多認醫生負有「愈病」的責任，甚至以為負有「有病必愈」的責任。其實醫生的責任只在「治病」。認為醫生有「愈病」之責，尤其是「有病必愈」之責，這種觀念是絕大的錯誤。雖然醫生治病，與病家延醫，都抱著「愈病」的希望，當成一個醫生必負的責任，來加在醫生身上，可是中國的病家往往沒有如此地分析清楚。所以找到一位醫生治病時，治好了病，這是醫生應負之責。要是醫而不愈，治了不好，雖醫生是已盡了醫療上的一切責任，但病家還往往會誤會到是醫生的失責，懷疑是醫生的過失，由於病家的這種觀念上的錯誤，便常常造成醫生與病家雙方本不應發生而終於發生的糾紛事件，小的失歡，大至涉訟，這種現象，我們都能想像得到的。[31]

其二是病家明知醫生無過失，但病家因病人的不治或意外變化，而有意為難，或存心不良，借題敲詐，這種情況造成的糾紛亦存在。如 1934 年南通樂仁醫院尹樂仁為一腦膜炎患者注射血清，由於患者突

---

[31] 汪企張，〈醫家病家涉訟原因之研究〉，《醫事彙刊》(1934)，6。

發抽搐而致注射針斷，這本與尹醫師無關，但家屬以過失殺人控訴尹醫師，並約出三百大洋和解，其目的顯而易見。

其三是醫事糾紛中還存在一種情況，即限於當時的醫療技術水準，對一些疾病尚缺乏經驗，認識不清，沒有有效的醫治方法。如民國時期醫學界對於癌症尚無標準的治療。僑津美人瑞德（H.A.Raider）於 1935 年向美法院控告北平協和醫院玩忽業務，其妻由該院婦科主任馬士敦診斷為「子宮毒瘤」，無法醫治，不久患者死亡。瑞德要求醫院賠償一萬美金，最終瑞德敗訴。類似的情況，如併發症等醫療意外的發生是無法避免的。患者及家屬對此缺乏認識，極易導致醫患糾紛的發生。

民國時期社會上發生醫生與病家的糾紛案件，因糾紛不解而涉及訟事，尤其是由於病家的誤會而不應當涉訟的醫訟，對於社會上的一般病家，造成很大的負面影響。這種負面影響，迫使醫生不能放開手腳，充分發揮其醫療技能；也不能孜孜矻矻、心無旁鶩，惟以對病家盡責為能事。這反而使病家自身得不到應有的收益。

第四節　影響醫事糾紛轉歸的因素

當醫事糾紛發生後，有諸多因素影響其轉歸，如中華醫學會業務保障委員會的影響，全國醫師聯合會的作用，當時的法治狀況，新聞媒體的介入，司法界的參與等等。

一、民國時期的醫事法規

1913 年 11 月北洋政府內務部發佈了《解剖屍體規則》，它是中國最早實行的解剖屍體的法定條文，其中第 2 條規定：「警官及檢察官對於病變屍體，非解剖不能確知其致死死亡之由者，得指派醫生執行解剖。」1914 年又公布了《解剖屍體規則施行細則》，使屍體解剖工作得以在醫學院和醫院正式開展起來。1915 年 10 月，北洋政府內政部頒布了《管理藥商章程》，該章程涉及藥商的執照管理、藥士的資格管理、藥物的劑型、處方用藥和劇毒藥的管理以及處罰規定等 30 條。1922 年

3月9日，北洋政府內務部公布了《管理醫師暫行規則》，共有28條，並附有死亡診斷書及屍體檢案書呈式，其規則初步規定了對醫師行醫行為的管理規則，規定了具有醫師資格的必備條件、不得開業行醫的規定、領取醫師執照的法律程式及規定了醫師執行業務時的規範和要求，並且明確規定了醫師在執行業務時所應當承擔的法律責任。南京國民政府成立後，衛生部於1929年1月15日正式頒布施行《醫師暫行條例》；1929年10月25日頒布和實施了《醫師會規則》，1930年5月27日頒布和實施了《西醫條例》，中央衛生署於1931年正式頒布中國近代第一部藥典《中華藥典》。1939年10月9日頒布了《醫師甄別辦法》，1940年8月8日南京國民政府行政院頒布修訂後的《醫師暫行條例》，1943年9月22日南京國民政府頒布實施了《醫師法》，這是中國第一部對醫生的醫療行為有保障、規範和制約作用的法律檔，其中有一章專門論述全國醫師公會和地方醫師公會的設立、組織和章程；第一章規定了認定醫師資格的首要條件是醫師資格考試及格者；1945年7月21日南京國民政府社會部同衛生署共同頒布了《醫師法施行細則》[32]。據不完全統計，南京政府至1948年，先後頒布了有關衛生行政方面的法規條例19個，醫政方面的36個，藥政方面的13個，防疫方面的10個，公共衛生方面的16個，醫學教育方面的12個，婦幼衛生方面的4個，紅十字會方面的6個。雖然這些法規、條例在部分地區發揮過一定的作用，但尚未滿足實際情況的需要[33]。

關於西醫的保守業務祕密，新刑法第二十七章妨害祕密罪第三三四條載明：

> 醫師藥師藥商產婆，宗教師、律師、辯護人、公證人及其業務上助理人，或曾居此地等地位之人，無故洩漏因業務知悉或持有其他人祕密者，處一年以下有期徒刑，拘役，或五百元以下

---

[32] 田曉旭，〈民國時期執業醫師許可制的健全過程〉，《中華醫史雜誌》（2002），32（2）。

[33] 金春田，《健康、衛生與文化》（北京：中國大百科全書出版社，2003），頁307。

罰金。……所謂祕密者，則凡不名譽之行為或疾病或一切隱疾如花柳病、肺結核以及其他足以引起人之厭惡輕視之疾病或生理上之畸形等均屬之。此種祕密，雖經法院之傳證，如未得本人承諾，亦有拒絕之義務。按照現行刑事訴訟法第九十九條之規定：「醫師、藥師、藥商、產婆……因業務知悉之事實，有關他人之祕密者，得拒絕證言。但經本人承諾者，不在此限。

關於墮胎，刑法第二十三章有墮胎罪之特設。醫生如遇懷胎婦女請求墮胎者，無論何種原因，均需嚴屬拒絕。對於以營利等為目的而行墮胎者，刑法有明文的懲處辦法。關於醫生因業務上之過失，而致孕婦墮胎者，依據刑法第二十四條：「非故意之行為不罰。」[34]

民國時期刑法雖然有醫藥條款，但不是專門的醫藥法規，醫師與患者的權益都無法真正得到保障。關於醫事糾紛的處理，此時也無明確、統一的法律規定。由於醫師法頒布較晚，對於醫生的權益無法保障。民國時期法律不健全，是造成醫事糾紛的非醫源性因素。

二、醫事糾紛鑑定機構

民國時期，當患者及其家屬對醫院和醫生的某些做法和行為的合法性表示懷疑，未向有關醫學和法律專家諮詢、聘請律師與醫療單位進行交涉，未能提出醫療事故鑑定申請而向法院提起民事訴訟。民國時期沒有專門的醫事糾紛仲裁機關，這也造成醫事糾紛的增多。

面對這一情況，有學者建議建立醫事糾紛仲裁委員會。醫事糾紛仲裁是指醫事糾紛仲裁機構對醫事糾紛雙方中的任何一方當事人請求解決醫事糾紛，依法審理、調解、裁決等居中公斷的執法行為。專門的醫事糾紛仲裁機構為醫事糾紛仲裁委員會。

---

[34] 蔣文芳，〈醫生使孕婦墮胎在法律上之刑罪〉，《光華醫藥雜誌》(1936)，4.

三、新聞媒體的介入

　　新聞界負有傳佈新聞消息的職責，發揚文化輿論的使命。但民國時期，新聞工作者缺乏醫學知識，加上對醫事糾紛的具體細節不瞭解，有的偏聽患者的一面之詞，出現片面的報導，誇大了醫院和醫生的責任。對於醫事糾紛起了推波助瀾的作用。

> 　　……胡亂發表不正確的消息，刊佈反乎事實的新聞無論是新聞記者的有心或無意，都會使社會上的人們發生不正確的見解、錯誤的觀念。……似乎傳佈一件醫訟事件的消息，發表醫事糾紛的新聞，其重要性，較之普通一般的新聞消息，宜加以留情，加以考慮的必要。留情病家控告醫師時，被告者的醫師之是否被誣，考慮原告者病家之所以控告醫師，是否合乎事實，是否因片面的不理解本身事件之故，而出於誤會，抑是否系出於病家的存心不良、借題敲詐。不然，因為新聞記者所據為發表出去的事實，多屬是根據原告者一面之詞理，很會代了原告者的病家做了宣傳員，把被告的醫師先做了無抵抗的名譽上的犧牲品。[35]
> 　　……在糾紛涉訟的開初，卻沒有不被新聞報紙大事宣傳，大事刊佈著，而所宣傳的事實，所刊載的醫訟內容有沒有一件不是根據於病家的一面之詞的事實口語發表出去的新聞消息，這不是無形中，先把被告的醫師做了名譽上的犧牲品，給原告的病家做了宣傳員是什麼？……在還未經法院判定我們的沒有過失，駁回原告病家的原訴之開初時光，各種報紙不是都根據了原告者的片面之詞，刊登出去的嗎？並且在刊登的時光，各個報紙差不多不但用上大寫的標題刊出，還各各用不同的名目，以引動閱報者的耳目。有的報紙的標題，是刊明「藥粉有毒，

---

[35] 范守淵，〈這也算是一場訴訟〉。

醫生被控，過失傷害」。有的報紙，還調些花樣，說「大獅子險些送命」，在此大題目之下，再加上小標題，「控勞工醫院用藥錯誤，查明張秀鈺醫生承醫」。更有的標出的標題是，「白藥粉究從何來？」[36]當然，在此鮮明而注目的大標題之下，同樣地寫上些什麼醫院的醫生犯傷害過失，原告某某控訴醫生一類的話語。這不是很顯然，而替病家做義務的宣傳員。……希望諸位，凡遇到醫訟事件時，應待醫訟案件，經公正的法院宣判之後，才去發表。凡在未曾正式宣判之前，是非不明，真偽難分之時，萬勿聽憑原告片面之詞，而隨便刊載，任意傳佈才是。[37]

新聞界的宣傳不當是影響醫事糾紛的非醫源性因素。

四、律師、司法界的參與

律師缺乏醫學知識，不徵詢醫學專家的意見，在醫師訴訟的處理上沒有發揮法律的公正於權威作用。

南京市立醫院闌尾炎患者刁某因腰椎麻醉，發生休克身死一案，地方法院竟判主治醫師錢明熙以一年又六月之有期徒刑。……早期治療在任何病症裡是很值得重視的，但是除了少數的例外，在多數的病症裡，數十分鐘的延擱，不至於影響治療的結果。實際病人未到醫院之前，不到嚴重萬分，常是不肯就醫，而且是先求仙方，再試祕藥，請最出名的中醫憑過脈，吃了幾劑草藥不成功，請西醫扎針也無效，最後病入膏肓，奄奄一息了，這總想到醫院。這時掛急症號，急如星火的催請醫師，其實期前已不知延誤了許久！有效的治療期間，早已失去。假如延誤的過失，這過失是在病家。站在人道的立場，檢查官是應對病

---

[36] 〈唐氏夫婦訴勞工醫院　白藥粉從何來〉，《申報》，1936.9.9。
[37] 范守淵，〈這也算是一場訴訟〉。

家提起公訴的。中國法官，每以醫學外行身分，專憑一己之見判斷有關醫藥問題的是非，殊不自量，實則就是法醫學者遇有特殊問題，也須徵詢專家的意見，以為評判的根據。法貴平正，不平則鳴。這一點也極望司法界予以注意。[38]

這類情況亦是造成醫患糾紛的非醫源性因素。

五、民國時期關於醫事糾紛防範措施的研究

民國時期出現眾多的醫事糾紛案，引起了醫界許多學者的關注，比較著名的人士有宋國賓、汪企張、陳仰韓、俞松筠、江晦鳴等紛紛撰文；同時，中華醫學會醫業保障委員會和全國醫師聯合會對於醫事糾紛與醫事訴訟給予高度的重視。

1、醫訟應需公斷

針對當時的醫事糾紛的狀況，有學者提出「醫訟應需公斷」：

> 嗣後凡有病家不信任正式新醫，而有訴訟之必要，應先將死亡之病人，加以醫學的檢驗，病理的解剖。由檢驗而證明治療之是否過失後，再行起訴。則其玩忽業務，過失殺人之罪，不難一判而得。假使先事宣傳訴狀，有意淆亂聽聞，如果被判不直，則其為罪，亦等於玩忽醫界，故意毀人，質之醫界及社會，不知以為然否。……吾醫法二界應迅速組織醫事訴訟「公斷處」。凡吾正式醫師之被控者，應先受「公斷處」之公斷，經公斷曲直後，再受法律之裁判。若在控訴未判之先公然侮辱者，應受相當之處罪[39]。

---

[38] 〈向司法界進一言〉，《醫潮》（1947-1948），

[39] 俞松筠，〈醫訟應需公斷〉，《醫事彙刊》(1934)。

2、醫訟案件糾紛請由正式法醫檢定

醫業保障委員會為使醫訟案件得到公正、公開的處理，建議應由法醫鑑定。

醫訟案件中，大多病者死亡後，家屬與醫方的爭執，死無對證，法院請各地醫師核定，家屬認為醫師核定有同業暗助之嫌疑。為免除此種爭執，而使醫訟案件易於解決起見，中華醫學會理事長、醫業保障委員會委員牛惠生於1935年3月呈司法部文，請通令各級法院，凡關於醫訟案件，一律送由正式法醫解剖核定，以明真相。主張「未經身後病理檢驗的醫事訴訟不予受理」[40]。

3、醫業保障委員會的作用

全國醫師聯合會組織「醫業保障委員會」以保障全國醫界權利並處理各地醫事糾紛案

宋國賓認為：

> 糾紛不在於事後之處理，而在於有良法之預防，……全國醫師聯合會為全國醫界之總匯，對於全國醫界之利益與困難，有代為謀劃與解決之義務。……『組織醫業保障委員會』其職務為：①收集各國關於保障醫業之法律、條例、著作，詳加審核，以為規定保障醫權條例之參考；②擬具條例大綱，貢獻政府，以為將來規定醫業保障法律之參考材料，並促其早日頒布；③成立醫事仲裁機關，以處置各地醫事糾紛之案件。[41]

---

[40] 〈向司法界進一言〉。

[41] 宋國賓，〈請全國醫師聯合會組織「醫業保障委員會」以保障全國醫界權利並處理各地醫事糾紛案〉，《醫藥評論》（1934），6（2）。

4、醫案陪審之建議

贊成法庭陪審者，首推孫中山。1898 年孫中山在《致香港總督歷數滿清政府罪狀並擬訂平治章程請轉商各國贊成書》中，主張「平其政刑」，呼籲「大小訟務，仿歐美之法，立陪審人員。」[42]

醫業保障委員會認為醫訟案件應與其他案件一樣，建議採取陪審制度，宋國賓對此做了研究。

> 近來醫病糾紛，日甚一日，有風起雲湧、不可遏止之勢。受理之法院，被控之病家，以醫學為至專門之學術，非普通法律條文所能判斷無餘，於是往往以該案之經過情形要求國內之正式醫學機關作學理上之鑑定。……須知法官判斷一案，根據訴狀之理由者十分之三四，根據當庭之辯論者十分之六七，苟其訴狀之理由雖充，而當庭辯論限於口才，或法官所問未能得其要點，則仍難免於敗訴。職是之故，此專門家之陪審所以至關重要也。吾人為維護公理，平反冤獄起見，於正式醫學機關文字之鑑定外，當再進一步要求陪審，陪審者之資格，應為深通醫學而又兼明法律之學者，一面可以輔助法官審問時之不到，一面可糾正法官之輕表同情於任何一方，……[43]

這一建議發表後，得到了及時的回應，為醫訟案件的公正解決提供了方向。

5、研究醫業保障方法，頒布保護醫師之法規

1929 年 1 月 15 日衛生部頒布實施的《醫師暫行條例》與 1930 年 5 月 27 日頒布的《西醫條例》，對於醫師的義務做了較多的規定，而對

---

[42] 〈孫逸仙和中國西化醫學〉，見於《李敖大全集・第五卷》（北京：中國友誼出版公司，1999），頁 1。

[43] 宋國賓，〈醫案陪審之建議〉，《申報》，1934.12.3。

於醫師的權益保障則未涉及。直到1943南京國民政府頒布了《醫師法》，對於醫師的醫療行為有保障、規範和制約作用。因此，醫業保障委員會主席宋國賓建議：研究醫業保障方法，頒布保護醫師法。

> 年來醫病糾紛，日甚一日，醫家治病，動輒見於公庭，若再不設法保障，則一屍體之解剖，一手術之施行，一藥針只注射，一言語之權變，皆有為人告發之餘地。吾人固當一面督促政府，速行頒布醫師之保護法，一面尤當以團體之立場，參照歐西各國之成規，證以吾國之民情風俗，切實研究醫業之保障方法，以為政府之參考。
>
> 數年以來，醫師有無罪而受人控告者矣，有無故而受官廳之非法逮捕者矣，若欲中國有獨立之新醫，則頒布保護新醫之法規，實為當前之急務也。[44]

法律的保障對於醫師行醫有著至關重要的作用，宋國賓的建議受到醫學界廣泛的支持，對於維護醫師的權利有著積極的推動作用。

第五節　醫學職業團體與醫學倫理準則

一、醫學職業團體的演化

一般認為中國最早的醫學社團是徐春甫於明隆慶二年（西元 1568 年），在直隸順天府（今北京）組織的「一體堂宅仁會」。該會有當時一些客居順天府的醫生組成，其宗旨為：探討醫理，切磋醫技，取善輔仁。對參加該會成員有 22 項要求，包括作為醫生的認識論規範、行為規範和社會關係規範。但「宅仁醫會」對後世醫學團體建立的影響甚微。

---

[44] 宋國賓，〈醫事建設方略〉，《中華醫學雜誌》（1934），20（7）。

1886 年，傳教士醫生在上海成立了一個全國性的「中國教會醫學聯合會」（China Medical Missionary Association，簡稱博醫會），並設立了北京、上海、武昌、廣州、福建等幾個分會，此外還出版《博醫會報》（China Medical Missionary Journal）。該會宗旨為：（1）促進醫學科學發展和傳教士醫生之間的交流；（2）促進傳教；（3）協調職業利益並維護醫生道德。雖然，該會有著明顯的宗教色彩，但它作為一個職業社團對中國近代醫學的發展有著重要影響並起到了示範作用。許多中國醫生也是博醫會會員。

國人創立西醫學團體較早者當推「上海醫學會」。十九世紀末在國內維新思潮的背景下，孫直齋和太史王仁俊以及沈敬學等，1897 年秋在上海創立。其宗旨是：以探討西醫原理，變革傳統醫學。主要活動為，延請名醫舉辦議診，附設醫學堂以培養人才，創辦「醫學報」，1898 年 5 月蘇州仿設「醫學會」之後，該會改稱「上海醫學總會」。該會雖非純居西醫的團體，但在當時社會條件下，此團體對中國的西醫發展不無貢獻。

在西醫的壓力和影響下，中醫界為了整理發展中醫學術，維護中醫利益，也開始創建自己的社團，如 1906 年，李書平在上海發起成立「上海醫務總會」，是近代較早的中醫社團。

二十世紀初，隨著受過近代西醫教育的醫生增加，他們感到成立中國自己的醫學團體的必要性。中國近代的醫學團體分為職業團體和學術團體，其中學術團體包括中華醫學會、中華民國醫藥學會等；職業團體分為全國醫師聯合會及各地醫師公會等。學術團體為宣傳、普及現代醫學知識，擴大西醫的影響做出了貢獻。職業團體則在保障醫生的權利方面發揮其作用。[45]

此後，國內陸續組成一些醫藥學術團體，除中華醫學會之外，早期的醫藥團體還有：中華民國醫藥學會（1915 年）、中華藥學會（1907

---

[45] 徐天民，程之范，李傳俊等，《中西方醫學倫理學比較研究》（北京：北京醫科大學，中國協和醫科大學聯合出版社，1998），頁 119-124。

年在日本東京成立，1921 年遷回國內）、中華護理學會等；這些社團主要屬於學術性機構，也涉及到醫界內部協調，醫界與政府協調的作用。

二、中國近代職業團體的影響與作用

1、中華醫學會

中華醫學會 1915 年 2 月 5 日於上海成立，該學會是歷史最久的全國性的西醫學術團體，其成員多為留學英美歸國或英美教會在中國辦的醫校畢業生；學會下設生理、病理、內科、外科、醫史等若干委員會；其最早的發起人是伍連德（1879-1960），學會以「鞏固醫家交誼，尊重醫德醫權、普及醫學衛生、聯絡華洋醫界」為宗旨。每二年召開大會一次，並刊行《中華醫學雜誌》（1915 年 11 月創刊，至今仍在發行）、《中國醫界指南》，參加醫學名詞審查委員會，舉辦醫藥福利事業及為醫學事業的發展和管理事項向政府提供建議，均有相當成績。1932 年博醫會與中華醫學會合並，沿用中華醫學會之名，兩會出版的雜誌也同時合併，《博醫會報》和《齊魯醫刊》分別併入《中華醫學雜誌》的英文版和中文版出刊[46]。

醫師業務保障委員會成立於 1933 年，是中華醫學會設立的一個特別委員會[47]，主席是宋國賓，其成員有牛惠生，金寶善，徐乃禮等。醫業保障委員會是面對當時日益增多的醫事糾紛這一特殊的情形下成立的，它在維護西醫醫師的合法權益、促進西醫的發展中起到了重要的作用，特別是對於醫事糾紛、醫事訴訟的處理，向法院及時申明醫務界的態度及觀點。《中華醫學雜誌》第十七卷第二期刊登專件「鄧青山醫師非法被逮之經過」，第十八卷第四期刊登醫訟案件「江蘇省立醫院院長汪元臣之訟案」，第二十卷第九期設立「醫業保障」欄目，專載中華醫學會業務保障委員會醫訟案件經過概要，以及業務保障委員會圖

---

[46] 鄧鐵濤，程之范主編，《中國醫學通史・近代卷》，頁 1。
[47] 〈中華醫學會章程及細則〉，《中華醫學雜誌》（1933），19（1）。

謀解除醫病糾紛的一切檔[48]。中華醫學會業務保障委員會共收集 2 一例案例,於 1935 年 9 月出版了《醫訟案件匯抄》一書[49]。

2、中華民國醫藥學會

中華民國醫藥學會為歸國的留日學習醫藥和國內醫藥專家組成,創始人為湯爾和、侯希民等,出版年刊《中華民國醫藥學會會報》,1917 年 10 月創刊於北京;其活動為舉行學術研討會、參加醫學名詞審查委員會推行醫藥名詞統一、研究中醫中藥、向政府提供醫藥衛生事業的建議等,北洋政府時代,該會對政府的衛生方針影響大於中華醫學會。

3、全國醫師聯合會

1928 年末,衛生部頒布「開業醫師登記法」遭到開業醫師普遍不滿。為了保障醫師的利益,醫學界於 1929 年 11 月在上海成立了全國醫師聯合會,17 個省 41 個團體參加。其宗旨是:一、促進醫藥研究;二、會員之間在權益受侵害時互相支持,保護開業醫師;三、提倡成立促進衛生設備的組織;四、協助政府制定關於管理醫藥業務的法規,醫師聯合會還擬定了醫師暫行條例,規定了醫師的資格、義務、行醫保障與懲罰措施,強調了職業倫理準則。其出版的刊物為《醫事彙刊》。全國醫師聯合會曾倡議組織「醫業保障委員會」,以保障醫界的權利。在對待醫事糾紛案的處理上,全國醫師聯合會也發表了自己的看法。如湘雅醫院梁鴻訓醫師被控案,全國醫師聯合會從學理上論證了醫師用藥無誤。

4、上海醫師公會

上海醫師公會成立於 1925 年 11 月 1 日,該會名義上是職業團體,不是學術團體,該會的發起人為:余雲岫、汪企張、蔡禹門、龐京周、

---

[48] 余雲岫,黃貽清,〈中華醫學雜誌中文編輯報告〉,《中華醫學雜誌》(1935),21(11)。
[49] 宋國賓,〈業務保障委員會報告〉,《中華醫學雜誌》(1935),21(11)。

徐乃禮等，創立時會員近百人，其骨幹成員一直是廢止中醫派的中堅，該會的出現是中西醫爭論激化的表現。該會的成員先後主辦過《新醫與社會》、《社會醫報》、《醫訊》等刊物，除介紹一般西醫常識及會務活動外，攻擊中醫的文章均先在這些刊物上發表。

醫學團體的誕生和發展，推動了醫學的職業倫理學的建設，尤其是開始注重制定具有共同約束力的職業準則。

三、醫學職業團體與醫學倫理準則

中國近代醫生的行醫活動處於一種無序狀態。清末民國初年，政局動盪不安，政府無力顧瑕醫業管理，行醫者無須執照。行醫者大致可分為中醫、教士醫生、留學歐美日本的醫生，國內醫學校畢業的西醫等。醫界派別林立，各派之間相互詆毀，給醫學發展和醫療工作帶來極為不利的影響。余鳳賓歎道：「原夫醫乃仁術，期於壽世而壽人。友貴神交，庶幾相求而相應。今也人心不古，世道益離，乃至弁髦道德，無倫理之可循。」這種狀況迫使醫生去尋找一種新的職業協調機制，一方面強調醫生應繼承傳統的醫乃仁術的思想，如丁福保認為：醫生是以好行其德為職業的，要存心善良，心術端正，不能借治病之機行害人之事，要時時懷濟世活人的心願。對病人要不分富貴貧賤。對於貧病人不可生厭棄心、怠慢心、吝嗇心，而要有愛憐心、恭敬心、博施心。醫生還應注意行為舉止，不可草率輕浮，以使病人信任。對同業，當以互敬為首要，不要互為訾議。余鳳賓認為，為醫四戒：一戒勢力，認為媚富鄙貧，最傷私德，對病人應一視同仁；二戒驕矜，提倡自謙，反對自滿、自炫；三戒嫉妒，提倡同行相互尊重：四戒欺詐：反對以偽藥射利、廣告惑人。他認為「謹慎而具熱忱。惻隱而兼慈善者，始可與言治病。」另一方面，西方的醫學職業倫理學也開始引入中國，余鳳賓在伍連德的建議下，翻譯了當時最新修訂的美國醫學會醫德準則（1912 年），認為可供中國同行參考，這是中國醫學倫理學首次正式引入西方的醫學倫理學理論和道德準則。二十世紀三〇年代末，外籍醫師盈亨利還翻譯了《美國醫學道德主義條例》，中國學者

翻譯介紹了《希波克拉底誓言》，是中國首次較全面地介紹希波克拉底的倫理思想。1944 年醫史學家王吉民也簡要介紹過西方醫德文獻的概要，對中國近代醫學倫理學的發展有一定的影響。

醫業保障委員會委員王完白在中華醫學會第四次大會上發表了「醫學家之責任」的演講，提出了醫學的道德責任：對自己：勿為名利而服役，當為救人而犧牲；對社會：灌輸衛生之常識，驅除健康之仇敵（娼妓、煙土、偽藥、庸醫、迷信）；對病者：保護病人利益之處，還應保護病人家屬的利益（尤為對傳染病、性病患者的家屬。楊郁生將醫生的行醫目的分為三種：濟世救人、為學術進步、為生活。他用「信」與「誼」表達醫患之間的關係，認為醫師對病家既有忠實服務之「信」，病家對醫師自有感恩圖報之「誼」，「信」與「誼」是相互關聯的，不能分離。指出醫師不信有三：從醫倘僅有深學問，而無救世之心腸，視病人如試驗品，是不信也。有救世心腸，無高深學問，是行同巫卜、教徒、玄虛莫憑，是不信也。為生活而不注重學術和救世，是比市儈而下之，更不信也。

宋國賓鑒於當時世風日下，醫德不興，「同道之爭論，醫病之糾紛，日充不休」的狀況，深感「為名醫易，為良醫難」。為改變這種狀況，他致力於醫學倫理道德的宣傳，擬定了《震旦大學醫學院畢業宣誓》、《上海市醫師公會醫師信條》、《南京醫師公會醫師信條》等醫生道德行為準則，並於 1932 年出版了《醫業倫理學》，這是中國第一部醫學倫理學專著。全書分為四篇：分別從「醫師之人格」、「醫師與病人」、「醫師與同道」、和「醫師與社會」方面進行論述。在醫師與病人的關係上，他極為重視應診、治療、保密等倫理問題。他認為醫師應具有學術才能、敬業、勤業及注重儀表言辭等人格優點。在與同道的關係上，他指出：「醫者對於同道，當本正義之精神、友愛之情感、謙虛之態度」。他也十分強調醫師與社會、國家應盡的義務，如疾病與死亡之預防，疾病發生後之補救，致死原因之研究。《醫業倫理學》的出版，受到了醫界有識之士的歡迎，著名醫學教育學家顏福慶等十四人為之作序，這也反應出中國醫務界迫切需要有一個能規範執業行為的共同

綱領。宋國賓還強調醫學教育中應重視醫生倫理素質的培養，極力宣導醫校中增設醫學倫理學課程，認為這是減少醫事糾紛的辦法之一。

這些醫學倫理條例、準則的制定及專著的出版，對於醫師行為的自我約束、醫患關係的良性發展，有著積極的推動作用。

史地傳記類　PC0574　秀威文哲叢書19

中國近代疾病社會史

作　　者/張大慶
叢書主編/韓　晗
責任編輯/盧羿珊
圖文排版/楊家齊
封面設計/蔡瑋筠

發 行 人/宋政坤
法律顧問/毛國樑　律師
出版發行/秀威資訊科技股份有限公司
　　　　　114台北市內湖區瑞光路76巷65號1樓
　　　　　電話：+886-2-2796-3638　傳真：+886-2-2796-1377
　　　　　http://www.showwe.com.tw
劃撥帳號/19563868　戶名：秀威資訊科技股份有限公司
　　　　　讀者服務信箱：service@showwe.com.tw
展售門市/國家書店（松江門市）
　　　　　104台北市中山區松江路209號1樓
　　　　　電話：+886-2-2518-0207　傳真：+886-2-2518-0778
網路訂購/秀威網路書店：http://www.bodbooks.com.tw
　　　　　國家網路書店：http://www.govbooks.com.tw

2016年9月　BOD一版
定價：300元
版權所有　翻印必究
本書如有缺頁、破損或裝訂錯誤，請寄回更換

國家圖書館出版品預行編目

中國近代疾病社會史 / 張大慶著. -- 一版. -- 臺
北市：秀威資訊科技, 2016.09
　　面；　　公分. -- (秀威文哲叢書; 19)
BOD版
ISBN 978-986-326-391-3(平裝)

1. 醫學社會學　2. 疾病防制　3. 中國醫學史

410.15　　　　　　　　　　　105011777

讀者回函卡

感謝您購買本書，為提升服務品質，請填妥以下資料，將讀者回函卡直接寄
回或傳真本公司，收到您的寶貴意見後，我們會收藏記錄及檢討，謝謝！
如您需要了解本公司最新出版書目、購書優惠或企劃活動，歡迎您上網查詢
或下載相關資料：http:// www.showwe.com.tw

您購買的書名：＿＿＿＿＿＿＿＿＿＿＿＿＿＿＿＿＿＿＿＿＿＿

出生日期：＿＿＿＿＿年＿＿＿＿＿月＿＿＿＿＿日

學歷：□高中 (含) 以下　　□大專　　□研究所 (含) 以上

職業：□製造業　□金融業　□資訊業　□軍警　□傳播業　□自由業
　　　□服務業　□公務員　□教職　　□學生　□家管　　□其它＿＿＿

購書地點：□網路書店　□實體書店　□書展　□郵購　□贈閱　□其他

您從何得知本書的消息？

　　□網路書店　□實體書店　□網路搜尋　□電子報　□書訊　□雜誌

　　□傳播媒體　□親友推薦　□網站推薦　□部落格　□其他＿＿＿＿＿

您對本書的評價：(請填代號　1.非常滿意　2.滿意　3.尚可　4.再改進)

　　封面設計＿＿＿　版面編排＿＿＿　內容＿＿＿　文／譯筆＿＿＿　價格＿＿＿

讀完書後您覺得：

　　□很有收穫　□有收穫　□收穫不多　□沒收穫

對我們的建議：＿＿＿＿＿＿＿＿＿＿＿＿＿＿＿＿＿＿＿＿＿＿

＿＿＿＿＿＿＿＿＿＿＿＿＿＿＿＿＿＿＿＿＿＿＿＿＿＿＿＿＿＿＿

＿＿＿＿＿＿＿＿＿＿＿＿＿＿＿＿＿＿＿＿＿＿＿＿＿＿＿＿＿＿＿

＿＿＿＿＿＿＿＿＿＿＿＿＿＿＿＿＿＿＿＿＿＿＿＿＿＿＿＿＿＿＿

11466
台北市內湖區瑞光路 76 巷 65 號 1 樓

秀威資訊科技股份有限公司 收

BOD 數位出版事業部

....

（請沿線對折寄回，謝謝！）

姓　　名：＿＿＿＿＿＿＿＿＿＿　年齡：＿＿＿＿　性別：□女　□男

郵遞區號：□□□□□

地　　址：＿＿＿＿＿＿＿＿＿＿＿＿＿＿＿＿＿＿＿＿＿＿＿＿

聯絡電話：(日) ＿＿＿＿＿＿＿＿＿＿　(夜) ＿＿＿＿＿＿＿＿＿＿

E-mail：＿＿＿＿＿＿＿＿＿＿＿＿＿＿＿＿＿＿＿＿＿＿＿＿